DES TROUBLES MOTEURS

CONSÉCUTIFS AUX TRAUMATISMES ANCIENS DU CRANE ET DE LEUR TRAITEMENT

PAR LA

TRÉPANATION

PAR

Le Dᵣ Ch. FAGUET

ANCIEN INTERNE DES HOPITAUX DE BORDEAUX, LAURÉAT (1ᵉʳ) DES HOPITAUX (Médailles d'Argent 1890, 1891),
PRIX DE L'ADMINISTRATION (1892); MEMBRE TITULAIRE, LAURÉAT,
(Médaille d'argent 1890), ET SECRÉTAIRE DE LA SOCIÉTÉ D'ANATOMIE ET DE PHYSIOLOGIE,
ANCIEN MONITEUR D'ACCOUCHEMENTS A LA FACULTÉ DE MÉDECINE

BORDEAUX
IMPRIMERIE DU MIDI, PAUL CASSIGNOL
91 — rue Porte-Dijeaux — 91

1892

DES TROUBLES MOTEURS

CONSÉCUTIFS AUX TRAUMATISMES ANCIENS DU CRANE ET DE LEUR TRAITEMENT

PAR LA

TRÉPANATION

PAR

Le Dr Ch. FAGUET

ANCIEN INTERNE, LAURÉAT DES HOPITAUX DE BORDEAUX

BORDEAUX

IMPRIMERIE DU MIDI, PAUL CASSIGNOL

91 — rue Porte-Dijeaux — 91

1892

INTRODUCTION

« Étant donnés certains troubles moteurs
» consécutifs à des traumatismes du crâne,
» on peut déterminer par leur observation
» assez nettement la région de l'écorce
» cérébrale compromise pour guider avec
» sécurité la main du chirurgien qui se
» propose de la libérer par la trépanation
» du crâne.
» Lucas-Championnière. »
*(La trépanation guidée par les localisations
cérébrales, 1878).*

Dans ces dernières années, la Chirurgie cérébrale, plus que tout autre sujet, a tenu en éveil le monde médical.

La trépanation du crâne, en effet, est la grande question d'actualité. Bien que connue depuis les temps préhistoriques, cette opération n'eut jamais cependant autant d'adeptes et de partisans qu'aujourd'hui, et c'est à la Société de Chirurgie de Paris que revient en grande partie le mérite d'avoir tiré de l'oubli cette pratique si injustement condamnée.

Deux grandes découvertes modernes ont contribué à cette réhabilitation et à légitimer une intervention hardie peut-être, mais qui souvent présente des indications bien nettes.

Ce sont: d'une part la découverte des localisations cérébrales; et d'autre part la sécurité que procure l'antisepsie, en rendant bénigne par elle-même une intervention qu'autrefois on eût taxé de folie.

En outre, l'expérience a prouvé que le cerveau est plus tolérant qu'on ne le croyait autrefois, et les statistiques nous montrent manifestement que la mortalité dans la chirurgie de cet organe n'est pas plus grande que dans celle de l'abdomen, des articulations, etc.

Ces faits se trouvent aujourd'hui confirmés par les travaux de L. Championnière, Terrillon, Péan, Durante, Von Bergmann, Demons, Lépine, Horsley, Keen, Mac Even, Echeverria, etc., etc.

Ayant eu l'occasion, dans le cours de notre internat, d'observer deux fois dans le service de M. le professeur Lanelongue, des *troubles moteurs consécutifs à des traumatismes anciens du crâne traités par la trépanation*, nous avons, sur les conseils de notre maître, choisi cette question pour sujet de notre thèse inaugurale.

Nous savons, en effet, que les accidents et complications qui peuvent survenir à la suite des traumatismes du crâne sont très nombreux. « C'est par ce côté surtout, dit Chassaignac, que les plaies de tête intéressent vivement le praticien ; car privées de complications, ces plaies sont le plus souvent remarquables, entre beaucoup d'autres, par la rapidité de la marche vers la guérison, et la simplicité du traitement. »

Nous diviserons avec M. Gérard Marchant (1) les accidents
consécutifs aux traumatismes craniens, de la façon suivante :

I. — *Troubles de l'intelligence* (amnésie, somnambulisme
traumatique, folie traumatique.

II. — *Troubles paralytiques*.

III. — *Epilepsie traumatique*.

IV. — *Troubles de la sensibilité générale et spéciale*.

V. — *Troubles urinaires d'origine bulbaire*.

Ces diverses complications peuvent apparaitre soit immédiatement après le traumatisme, soit à une époque plus ou
moins éloignée, et elles constituent alors les *suites éloignées,
les accidents tardifs* des traumatismes du crâne.

Mais que faut-il entendre par ces mots : suites éloignées
des traumatismes du crâne ?

Forgues (2), avec Duret et la plupart des auteurs, divise les
accidents dus aux lésions crâniennes traumatiques, en primitifs, secondaires, et tardifs.

1. Les accidents primitifs sont ceux qui apparaissent immédiatement après le traumatisme ;

2. Les accidents secondaires sont ceux qui se montrent de
quelques jours à un mois après le traumatisme ;

3. Enfin ceux à longue échéance, qui surviennent d'un
mois à plusieurs années après le traumatisme originel, sont
les *accidents tardifs, les suites éloignées*.

---

(1) Gérard-Marchant. — *Ir Traité de Chirurgie*, T. III p. 545.

(2) Forgues. — Essai critique et Clinique sur le traitement des lésions traumatiques du
crâne. (*Arch. de méd. et de pharmac. milit.* 1889).

Nous savons bien que cette classification est purement artificielle, mais néanmoins, nous sommes obligés de l'accepter, faute d'une meilleure, reposant sur une base plus solide.

Nous ne nous occuperons dans ce travail que des « suites éloignées » et nous limiterons notre sujet aux « *troubles moteurs* » c'est-à-dire aux *accidents paralytiques* et *convulsifs* qui constituent la part la plus importante de ces suites éloignées et à leur traitement par la *trépanation*. Nous essaierons de montrer que ces accidents sont presque toujours sous la dépendance de lésions anatomo-pathologiques palpables, c'est-à-dire qu'elles constituent la variété accessible par excellence aux moyens chirurgicaux, puisque l'enlèvement des parties lésées aura fréquemment pour conséquence, la disparition de toute manifestation cérébrale.

Nous chercherons aussi à faire voir que la valeur de la trépanation du crâne doit s'accroître beaucoup dans notre chirurgie moderne, et nous ferons nos efforts pour mettre en évidence tout ce qu'il y a de vrai et de bien fondé dans ces mots de Lucas-Championnière (1) : « Etant donnés certains troubles moteurs consécutifs à des traumatismes du crâne, on peut déterminer par leur observation assez nettement la région de l'écorce cérébrale compromise, pour guider avec sécurité la main du chirurgien qui se propose de la libérer par la trépanation du crâne. »

---

(1) Lucas-Championnière. — Trépanation, guidée par les localisations cérébrales, Paris 1878.

DIVISION DU SUJET

1° Dans un *premier* chapitre, nous résumerons l'état actuel de nos connaissances sur les fonctions de la zone motrice du cerveau, et nous étudierons ensuite les lésions consécutives aux traumatismes anciens du crâne, qui, par leur présence, sont susceptibles de produire des troubles moteurs.

2° Le *second* chapitre sera consacré à l'étude symptomatologique de ces troubles moteurs : convulsions et paralysies.

3° Nous traiterons, dans le *troisième* chapitre, la question du diagnostic, et nous essaierons de montrer toute l'importance qu'il y a pour le chirurgien à préciser autant que possible l'existence de la lésion, son siège, sa nature, etc.

4° Le pronostic sera apprécié dans le *quatrième* chapitre.

5° Dans un *cinquième* chapitre, nous traiterons des indications et contre-indications qu'on peut déduire de l'étude des symptômes et des lésions précédemment étudiés.

6° On trouvera dans le *sixième* chapitre un certain nombre d'observations, les unes inédites, les autres prises dans les diverses publications françaises et étrangères qu'il nous a été possible de nous procurer. Nous savons que nous en avons omis un certain nombre, et peut-être des meilleures, mais nous avons cherché néanmoins à reproduire celles qui nous ont paru les plus importantes.

7° Enfin, nous résumerons en quelques lignes les conclusions qui nous paraissent devoir être légitimement déduites des faits que nous avons examinés.

Nous ne nous dissimulons pas la difficulté de notre tâche ni les omissions involontaires que nous avons commises ; nous prierons nos juges de se souvenir de l'abondance des matériaux publiés depuis une vingtaine d'années sur cette question, tant en France qu'à l'étranger, et de ne pas nous tenir rigueur des lacunes qui existent dans le travail que nous leur présentons.

Avant d'entrer dans l'étude de notre sujet, qu'il nous soit permis d'adresser nos sentiments de profonde gratitude à notre maître, M. le professeur Lanelongue, pour la bienveillance avec laquelle il nous a toujours accueilli, pour tout l'intérêt qu'il n'a cessé de nous montrer pendant les deux années d'internat que noüs avons passées dans son service, et enfin pour l'honneur qu'il nous a fait en acceptant la présidence de notre thèse.

M. le professeur agrégé A. Moussous, chargé du cours de clinique médicale infantile, M. le Dr Mandillon, médecin des Hôpitaux, et M. le Dr Gervais, chirurgien des Hôpitaux, ont droit à toute notre reconnaissance pour l'enseignement précieux et les avis éclairés qu'il nous ont sans cesse prodigués.

Nous prions aussi M. le professeur Coyne d'agréer nos remercîments bien sincères pour le bon accueil qu'il nous a toujours fait dans son laboratoire d'anatomie pathologique.

Nous remercions enfin de leurs bons conseils MM. les docteurs Cassaët, professeur agrégé à la Faculté de Médecine, et B. de Nazaris, ex-chef de Clinique chirurgicale, qui ont été pour nous des amis et des maîtres bien dévoués.

DES
TROUBLES MOTEURS

CONSÉCUTIFS AUX TRAUMATISMES ANCIENS DU CRANE ET DE LEUR TRAITEMENT

PAR LA

TRÉPANATION

I

ANATOMIE ET PHYSIOLOGIE PATHOLOGIQUES

§ I

Les lésions qui sont susceptibles de produire à la suite des traumatismes anciens du crâne des troubles moteurs agissent surtout par leur siège, plus que par leur nature ou leur étendue, aussi, avant de les étudier, nous paraît-il indispensable de connaître la zone corticale motrice du cerveau, et de déterminer les fonctions de chacun de ses territoires.

Nous ne voulons pas faire ici l'étude complète des localisations cérébrales dont tout le mérite revient à l'Ecole de la Salpêtrière et plus particulièrement à MM. Charcot et Pitres[1],

---

(1) CHARCOT et PITRES. — Etude critique et clinique de la doctrine des localisations motrices dans l'écorce des hémisphères cérébraux de l'homme, *in Revue de Médecine* 1883.

mais nous rappellerons quels sont les centres moteurs dont la localisation nous est acquise d'une façon définitive.

On sait que de la surface des hémisphères cérébraux partent des faisceaux blancs conducteurs qui convergent vers la capsule interne pour traverser les pédoncules, la protubérance et la moelle où leur disposition et leurs rapports sont bien décrits. La décussation qu'ils subissent dans le bulbe, fait qu'une lésion d'un côté du cerveau, produira ses effets dans le côté opposé du corps. Ce fait, connu depuis longtemps pour les faisceaux moteurs, est également démontré pour les faisceaux sensitifs qui s'entrecroisent aussi dans le bulbe au-dessus de la décussation des fibres motrices, et donnent pour cette raison des lésions sensitives croisées. Il en serait de même pour les faisceaux sensoriels.

La surface des hémisphères cérébraux a été divisée, en raison de ses fonctions particulières, en deux grandes régions :

A — *Région corticale motrice.*

B — *Région latente* ou plus exactement région dont l'excitation ne donne lieu à aucun phénomène de motilité.

A — RÉGION CORTICALE MOTRICE

En examinant les schémas de l'écorce cérébrale sur lesquels les auteurs ont tracé des localisations cérébrales, nous voyons que la zone motrice, ou zone épileptogène comprend :

1° Les circonvolutions frontale et pariétale ascendantes;

2° Le lobule paracentral qui les prolonge sur la face interne des hémisphères;

3° Les parties voisines du lobe frontal.

Pour Charcot et Pitres, et Nothnagel, cette dernière partie de l'écorce cérébrale doit être comprise dans la zone latente, à l'exception du pied des deuxième et troisième frontales du côté gauche qui contiennent les centres de l'aphasie et de l'agraphie.

Les fonctions motrices de ces circonvolutions ont été déterminées par la physiologie, l'anatomie pathologique et la clinique, et les recherches faites ainsi par des méthodes et des procédés différents, ont conduit à des conclusions absolument semblables. On admet aujourd'hui comme démontrée l'existence des centres moteurs du membre inférieur, du membre supérieur et de la face.

Avant de résumer cette intéressante question nous devons dire que le siège des centres moteurs n'est pas exactement confiné dans un point déterminé, qu'en un mot, il n'y a pas de ligne de démarcation bien tranchée entre la partie excitable et celle qui ne l'est pas ; nous devons aussi rappeler que dans la région motrice, les centres des membres inférieurs et supérieurs et de la face sont situés dans l'ordre inverse de leur disposition anatomique, c'est-à-dire que le centre du membre inférieur est à la partie supérieure, celui du bras à la partie moyenne et celui de la face à la partie inférieure de la zone motrice.

1° *Centre du membre inférieur* (III). — Le centre cortical des mouvements du membre inférieur serait limité, d'après Charcot et Pitres[1], au lobule paracentral ; mais un grand nombre de cliniciens trouvent ces limites un peu trop restreintes : Hallopeau et Girodeau[2] notamment, admettent

---

(1) Charcot et Pitres. — *Revue mensuelle de méd. et chir.* 1877 et 1878.

(2) Hallopeau et Girodeau. — *Enceph.* 1883 p. 331.

comme constituant ce centre : *le lobule paracentral* d'abord,
puis le *tiers supérieur de la pariétale ascendante*, *l'extrémité
toute supérieure de la frontale ascendante*, et même la portion
la plus antérieure de la pariétale supérieure. C'est également
l'avis de Henry Hun et d'Albany.

Ferrier[1] pense que la partie du centre située en avant du
sillon de Rolando, est en relation avec les mouvements
associés des bras et des jambes, par exemple dans l'action
de grimper ou de nager.

Pour Seguin[2], la partie supérieure des circonvolutions
ascendantes fournirait le centre des mouvements de la cuisse
et de la hanche, tandis que le lobule paracentral fournirait
celui de la jambe et des orteils.

2° *Centre du membre supérieur* (IV). — Le centre cortical des
mouvements du membre supérieur répond à la *partie moyenne
de la frontale et de la pariétale ascendantes*; il est situé par conséquent, immédiatement en arrière du pied de la deuxième
frontale qui renferme le centre de l'agraphie.

Henry Hun y ajoute le lobule pariétal voisin ; Ferrier
comprend dans la région du centre, la partie voisine de la
première circonvolution frontale, et Horsley, le pied de la
deuxième frontale.

Horsley et Beevor[3] ont indiqué en 1887 la disposition des
centres accessoires, qu'ils ont pu déterminer en excitant avec
des courants indirects les différents points de la sphère motrice de l'écorce chez le singe. Ils ont ainsi localisé le centre
moteur de l'épaule à la partie supérieure de l'aire du membre

---

(1) FERRIER, in th. de Decressac.
(2) SEGUIN. — A contribution to the study of localised cérébral lésions. (Reprin ted
from the transact, *of the American Neurol. Associat.* New-York 1877).
(3) *Société de biologie*, 12 novembre 1887.

supérieur ; celui du coude immédiatement au dessous et en arrière ; celui du poignet, au dessous et en avant ; ceux des doigts encore plus bas et en avant ; celui du pouce, à la partie plus inférieure et postérieure de cette région. Ils font en outre

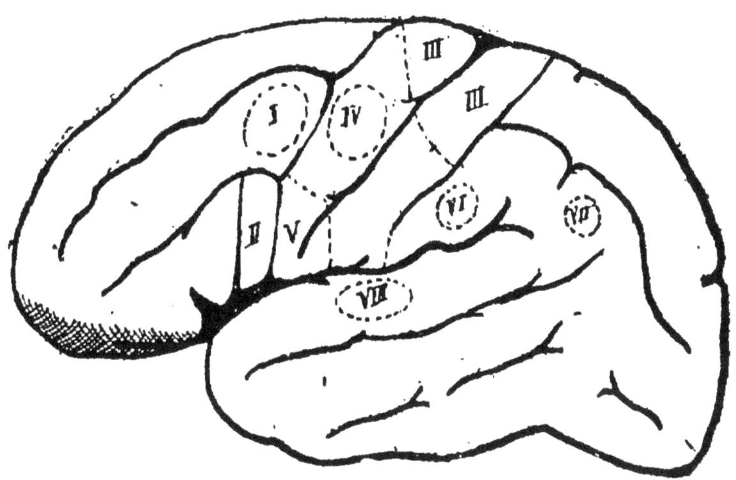

Fig. 1. — Face externe de l'hémisphère gauche, avec localisations corticales.
(d'après Testut).

I, centre de l'agraphie. — II, centre de l'aphasie. — III, centre du membre inférieur. — IV, centre du membre supérieur. — V, centre moteur de la face. — VI, centre de la cécité verbale. — VII, centre de l'hémianopsie. — VIII, centre de la surdité verbale.

remarquer que ces centres sont dans le même ordre que la disposition anatomique des parties du membre supérieur auxquels ils correspondent. C'est la loi inverse qui préside à la disposition générale de la zone motrice, ainsi que nous l'avons indiqué plus haut.

Pour Charcot, le centre des mouvements isolés du bras, serait situé à la partie antérieure du territoire moteur du membre supérieur.

D'après Ferrier[1] les mouvements d'extension du bras et de la main, auraient leur centre moteur dans le pied de la première frontale, la supination et la flexion de l'avant-bras, près de la terminaison de la scissure frontale supérieure.

3° *Centre cortical des mouvements de la face* (V). — Il occupe d'après Charcot et Pitres le tiers inférieur *des frontale et pariétale ascendantes* et le pli de passage qui les réunit et les parties voisines du *pied de la troisième frontale*.

C'est de cette région que part le faisceau géniculé, qui on le sait, est un paquet de fibres motrices, chargé de conduire les incitations volontaires aux noyaux des trois *nerfs masticateur, grand hypoglosse, et facial inférieur*.

Pour Carville et Duret,[2] ce centre serait sur le pied de la deuxième frontale.

Horsley et Schafer, ont voulu indiquer d'après des expériences faites sur le singe, des centres accessoires, pour les mouvements des joues, des commissures buccales, des cordes vocales, de la gorge, etc. etc., ces centres n'étant pas

---

(1) FERRIER. — *West Riding Asyl.* Rep. Vol. III 1873. — *Localisation of fonction in the Brain* (Croonian Lecture, 1874). — *Exp. on the Brain of Mon. keys. Ist. S.* (Procend. Roy. Soc. 1875) — *Exp. on the Brain of Monkeys. 2 d. S.* (Croonian Lecture. Phil. Trans. Vol. II. 1875). — *Fonctions of the Brain* (Lond. 1876. Trad. franc. II. de Varigny Paris 1880). — *Congrès intern.* Londres 1881. — *Ferrier and Yeo — Record of Exp. on the effects of. diff. reg. of. the cerebr. Hemisph.* (Philos. Transact. Roy. Soc. p. II. 1881).

(2) CARVILLE et DURET. — Critique expérimentale des travaux de Fritsch, Hitzig, Ferrier (*Soc. de Biologie*, 20 décembre 1873). — Rech. Crit. et exp. (*Soc. de Biologie*, 10 octobre 1874). — Sur les fonctions des hémisph. cérébr. (*Archiv. de Physiol.* 1875).

séparés, leur excitation ne donne pas de mouvements isolés, mais des mouvements associés de ces différentes parties, aussi, conviennent-ils eux-mêmes que d'autres expériences sont nécessaires pour la constatation exacte de ces localisations.

4° *Centre des mouvements de la tête et du cou.* — Il n'est pas encore déterminé d'une façon certaine. Pour de Boyer,[1] il se trouve au niveau du pied de la deuxième frontale ; pour Ferrier, il serait au même endroit, mais il serait commun aux mouvements de latéralité de la tête et des yeux.

5° *Centre des mouvements des yeux.* — Le centre moteur des muscles de l'œil et de la paupière occuperait d'après Landouzy[2], Prévost et Vulpian[3], Charcot et Pitres , la partie du *lobule pariétal inférieur,* intermédiaire aux scissures sylvienne et parallèle. Le ptosis de la paupière supérieure serait un symptôme des lésions de ce centre.

Pour Ferrier [5], il se confondrait avec celui de la tête et du cou.

6° *Aphasies.* — Il y a lieu de distinguer diverses aphasies. Si le malade observé ne peut communiquer avec ses semblables parce qu'il lui est impossible de recevoir et d'emmagasiner les impressions auditives et visuelles des sons et des signes, on dira qu'il y a *aphasie sensorielle* (aphasie de réception). Le centre de cette faculté se trouve dans la région psycho-acoustique et psycho-optique de l'écorce cérébrale.

---

(1) De BOYER. — *Loc. cit.*
(2) LANDOUZY. — Th. Paris, 1876, p. 8); *Progrès médical,* sept. 1879.
(3) PRÉVOST et VULPIAN. — *Gaz. hebd.,* 1865, n° 41. — Th. Paris 1868, n° 30. *Gaz. hebd.* 1869, n° 9.
(4) CHARCOT et PITRES. — *Rec. mens. de méd. et de chir.,* 1877 et 1878.
(5) FERRIER. — *Localisations,* trad. de Varigny, 1880.

Si, au contraire, il est dans l'impossibilité d'harmoniser des mouvements musculaires pour produire des sons, tracer des caractères ou faire des gestes, on dira qu'il y a *aphasie motrice* (aphasie de transmission, *facultas signatrix*, de Kant).

Mais ne nous occupons que de l'aphasie motrice qui peut porter sur la parole, sur l'écriture ou sur le geste.

a. Aphasie proprement dite. Aphémie, logoplégie (II). —C'est la variété la plus commune et qui a servi de type à Broca. Les muscles articulateurs ne sont point paralysés et peuvent fonctionner pour d'autres mouvements (mastication, etc.) ; l'intelligence des mots est intacte, le malade peut écrire ses idées, mais « il a perdu le souvenir du procédé qu'il faut suivre pour articuler les mots. » Il ne peut non plus prononcer les mots qu'il lit *(alexie motrice)* mais il peut lire mentalement. Il est, en un mot, atteint d'amnésie des mouvements articulateurs de la parole *(amnésie phonokinétique)*.

Le centre de l'aphasie proprement dite a été localisé par Broca en 1861 dans le pied de la troisième circonvolution frontale du côté gauche, ou circonvolution de Broca, et cette opinion est acceptée sans contestations.

On a cependant objecté que des lésions du côté droit du cerveau pouvaient produire l'aphasie, mais ces exceptions ont été observées chez des gauchers, et on admet que c'est chez les droitiers seulement que le centre est à gauche.

b. Agraphie. — Dans ce cas, le sujet a perdu le souvenir de l'innervation motrice nécessaire pour l'écriture ; il est atteint *d'amnésie graphokinétique*, c'est-à-dire amnésie des mouvements graphiques.

L'union de la deuxième frontale gauche avec la troisième

est le point de l'écorce cérébrale qui est le centre de cette faculté. (Exner, Charcot).

On remarquera que le centre cortical de l'aphémie au pied de la troisième frontale, est en rapport intime avec le centre des mouvements de l'organe de la parole (grand hypoglasse); et de la mimique (facial inférieur), au pied de la frontale ascendante; le premier centre est situé au-devant du second. (Glover) [1].

e. L'Amimie ou amnésie mimokinétique ne paraît pas se localiser d'une façon bien nette, car le langage par gestes porte sur trop de groupes musculaires; « mais on conçoit très bien que le langage des mains, chez les sourds-muets, acquis par une éducation spéciale comme la parole elle-même ou l'écriture [2], puisse se localiser et se perdre par lésion de son centre correspondant. »

L'aphasie sensorielle et l'aphasie totale ou motri-sensorielle ne nous arrêterons pas; elles sont en dehors de notre sujet.

Chacun de ces centres peut être lésé isolément ou conjointement avec un autre, et suivant que la lésion sera irritative ou destructive, il en résultera ou des convulsions ou des paralysies isolées ou associées suivant le siège et l'étendue de la lésion.

Il est également acquis par les travaux qui ont été faits à propos de l'étude des localisations cérébrales, que :

1° Les *lésions destructives* de la zone motrice provoquent toujours des *paralysies permanentes* du côté opposé du corps.

---

(1) J. GLOVER. — *Notes et schémas sur la topographie pathologique de l'axe cérébro-spinal, in Archives de neurologie,* 1888, p. 42.

(2) VIAULT et JOLYET. — *Physiologie humaine,* 1889, p. 703.

Ces paralysies provoquées par des lésions destructives de l'écorce cérébrale, affectent des formes cliniques différentes suivant le siège et l'étendue des lésions provocatrices. Les *hémiplégies totales* d'origine corticale sont produites par des *lésions étendues* des circonvolutions ascendantes; les *paralysies partielles* sont produites par des *lésions limitées* de ces mêmes circonvolutions.

2° Les *lésions irritatives* de l'écorce peuvent donner lieu à des convulsions épileptiformes (épilepsie partielle, jacksonnienne ou corticale). Ces convulsions se distinguent d'ordinaire très nettement des convulsions de l'épilepsie vraie. Elles débutent par une aura motrice et peuvent se généraliser ou rester limitées à une moitié du corps (hémispasme) ou à un groupe musculaire (monopasme).

En général, les lésions susceptibles de provoquer des convulsions épileptiformes siègent dans le voisinage de la zone corticale dont la destruction coïncide avec la paralysie des groupes musculaires primitivement convulsés au début de l'accès. Elles peuvent, dès lors, siéger indifféremment sur la zone motrice elle-même ou sur la zone non motrice, et il n'y a pas entre la forme épilepsie corticale partielle et la topographie de sa lésion provocatrice de rapport constant, comme il en existe entre les paralysies d'origine corticale et le siège des lésions destructives qui leur donnent naissance. (Chariol et Pitres, *loco citato*).

Cette opinion est partagée par la plupart des auteurs et notamment par MM. Geffrier[1], Gérard[2], Rosenbach[3], Wetter[4],

---

(1) GEFFRIER. — Thèse de Paris, 1882.
(2) GÉRARD. — Thèse de Paris, 1882.
(3) ROSENBACH. — Arch. für. Path. und Phys. tom. XCVII, 1886.
(4) WETTER. — Deut. Arch. für Klin. Med. XL., 1887.

Fr. Franck, etc., qui admettent que l'épilepsie partielle est fonction de la zone motrice corticale.

M. Franck [1] s'exprime ainsi :

On peut localiser chez l'homme le point de départ des accès épileptoïdes partiels dans une région circonscrite de la convexité du cerveau (région de la zone motrice), zone épileptogène d'Albertoni [2] et il finit en approuvant la formule de de Boyer [3]:

« De l'examen des cas précités, une première conclusion se dégage, c'est que les spasmes localisés ne surviennent jamais qu'à la suite des lésions de la convexité des hémisphères ou après une altération du lobule paracentral..... les lésions convulsives ont un caractère commun, c'est de siéger aux abords de la zone motrice ou sur cette zone elle-même, d'être peu profondes..... et l'irritation qu'elles déterminent causant l'exagération des propriétés excito-motrices des territoires cellulaires, il s'en suit des spasmes, limités d'abord aux muscles qui dépendent du centre le plus proche ou sous-jacent et s'étendant ensuite dans l'ordre descendant du vertex au pied du côté opposé à la lésion. Si cette excitation s'exerce sur l'ensemble des zones motrices, la convulsion devient bilatérale, mais son point de départ est toujours signalé par la prédominance des convulsions du côté opposé à la lésion. (De Boyer, *loc. cit.*, p. 117) ».

Et il ajoute :

Les excitations des faisceaux blancs du centre ovale ne donnent pas d'épilepsie.

---

(1) Fr. Franck.—Fonction motrice du cerveau et épilepsie cérébrale. Paris, 1887, p. 91 et suivantes.

(2) Albertoni. — Influence du cerveau sur la production de l'épilepsie. (Compte rendu des recherches expérimentales faites dans le laboratoire de physiologie de l'Université de Sienne. Milan, 1876). — Contribution à la pathogénie de l'épilepsie. (Annales universelles de Médecine, 1879). — Action de quelques substances médicamenteuses sur l'excitabilité du cerveau et contribution au traitement de l'épilepsie. (*La Spérimentale*, 1885).

(3) De Boyer.—Etudes cliniques sur les lésions corticales des hémisphères cérébraux. Paris, 1879, p. 117.

La substance blanche hémisphérique, soit dans le centre ovale, soit même au niveau de la capsule interne, est sans influence épileptogène, tandis que la couche corticale jouit seule de cette propriété.... Si l'on détruit la couche corticale, pas d'épilepsie.

Il conclut de ses recherches :

Les observations cliniques et les expériences conduisent à faire jouer à l'appareil cortical, et particulièrement à celui de la zone motrice, un rôle essentiel dans la provocation des accès épileptiformes d'origine cérébrale. S'ensuit-il que ce même appareil doit être considéré comme l'organe de production et de généralisation des convulsions ? Ne se comporterait-il pas plutôt à la façon d'une surface impressionnelle périphérique capable de mettre en jeu (comme la zone épileptogène dans l'épilepsie réflexe) de véritables appareils moteurs situés dans l'axe bulbo-médulaire [1] ?

Pour Fr. Franck, la zone corticale est le *primus movens* de l'épilepsie partielle.

Ces conclusions admises aujourd'hui à peu près d'une façon unanime, ont cependant soulevé des objections. Dans leur Mémoire publié en 1883, MM. Charcot et Pitres ont examiné les observations opposées à la doctrine des localisations et ils ont pu conclure en disant :

L'histoire des localisations motrices chez l'homme est fondée actuellement sur la comparaison de plusieurs centaines d'observations concordantes, régulièrement recueillies et entourées pour la plupart de toutes les garanties désirables. *Aucun des faits opposés à la doctrine des localisations n'est à l'abri de critiques sérieuses. Il n'existe pas encore une seule observation contradictoire démonstrative.* Les observations données comme telles pêchent toutes sans exception, ou parce qu'elles se rapportent à des cas complexes (lésions multiples, diffuses, tumeurs), ou parce qu'elles ne sont pas accompagnées de détails suffisants.

---

(1) PITRES. — *Recherches sur les lésions du centre ovale des hémisphères cérébraux,* Th. de Paris, 1877.

Malgré ces affirmations apportées par des maîtres si auto-
risés, il y a eu quelques objections. Nous rappellerons
seulement les expériences de Couty [1] et l'hypothèse de
Dupuy [2], d'où il résulterait que le courant électrique appliqué
sur la zone corticale diffuse jusqu'au centre blanc en prenant
les vaisseaux et les nerfs comme conducteurs.

Vulpian [3] a fait aussi des objections à l'opinion de Fr. Franck.
Pour lui, « les excitations électriques appliquées à l'écorce
du cerveau ne font que traverser cette écorce et sans mettre
en jeu les fibres blanches excitables sous-jacentes ; l'appareil
cortical ne joue aucun rôle dans les effets produits. »

Mais Fr. Franck a réfuté cette opinion et il conclut (page 331) :

Le rôle actif de l'appareil cortical dans les effets épileptogènes des excitations peut encore être admis malgré les critiques variées dont il a été l'objet
depuis quelques années ; tout au moins les expériences invoquées en faveur
de l'action épileptogène de la substance blanche sont-elles passibles d'objections sérieuses.

Néanmoins, la solution n'est peut-être pas encore donnée
d'une façon absolument définitive, car tout récemment le
docteur Dutlocq [4] vient de publier une observation d'épilepsie
partielle d'origine sous-corticale, d'où il semble résulter au
point de vue clinique que si, dans la *presque universalité des
faits, l'épilepsie partielle relève d'une lésion irritative de l'écorce
du cerveau, il est des cas extrêmement rares*, qui paraissent
déposer en faveur de l'opinion de Vulpian que les faisceaux

(1) COUTY, *Arch. de Phys.*, 1881.
(2) DUPUY, Société de Biologie, 1885.
(3) VULPIAN, Académie des Sciences, mars 1885.
(4) DUTLOCQ. — *Revue de Médecine* 1891, p. 102.

blancs, en dehors de toute participation de la couche corticale, peuvent suffire, sous l'influence d'une lésion irritative, à déterminer l'apparition de l'épilepsie partielle.

B. — Région Latente

La *zone non motrice* comprend :

a. Toute la région préfrontale du cerveau (lobe orbitaire, première, deuxième et troisième circonvolutions frontales);

b. Toute la région occipito-pariétale (lobe occipital, lobules pariétaux supérieur et inférieur) ;

c. Tout le lobe temporo-sphénoïdal.

§ II

Nous classerons de la façon suivante, les lésions que l'on rencontre isolément ou quelquefois simultanément lorsqu'on étudie les suites éloignées des traumatismes du crâne :

1° *Lésions osseuses* (esquilles, enfoncements, exostoses, cals vicieux, pincement de la dure-mère, etc.) ;

2° *Lésions hémorrhagiques* ;

3° *Lésions inflammatoires* (méningo-encéphalite, abcès, etc.);

4° *Corps étrangers* ;

5° *Tumeurs.*

Les lésions péricraniennes sont souvent le point de départ de l'aura épileptogène, et la crise peut quelquefois être déterminée par la pression de la cicatrice; mais ces cas, pour lesquels l'excision[1] ou l'insensibilisation[2] ou l'électrolyse[3]

---

(1) Koeppe. — *Deutsh. Archiv. fur Klin. Medecin,* 1871.

(2) Schule. — *Handbuch der Geistes. Kraukecten,* 1877.

(3) Echeverria. — De la trépanation dans l'épilepsie par traumatismes du crâne (*Archives générales de Médecine*), 1878.

sont souvent le traitement suffisant, ne rentrent pas dans la question que nous étudions.

Dans cette étude, nous laisserons de côté les cas d'hystéro-traumatisme qui ne nous semblent pas justiciables de la trépanation, et les faits de traumatisme obstétrical qui ne nous paraissent pas entrer dans notre sujet. Nous ne doutons pas, en effet, ainsi que le fait remarquer Echeverria[1], qu'un accouchement laborieux et la compression trop énergique du forceps ou même des doigts — comme l'a vu Mathews Duncan — sur la tête de l'enfant prennent une part efficiente dans la genèse de certaines épilepsies dites congénitales et de la folie, comme le démontrent les observations d'Arthur Mitchell; « mais il serait oiseux d'en parler au point de vue qui nous occupe, puisque malgré leur origine traumatique jamais procédé chirurgical ne changerait rien à ces difformités épileptogènes et immuables de la charpente cranienne».

1° Lésions osseuses

Elles sont une des causes les plus fréquentes des troubles moteurs consécutifs aux traumatismes du crâne, aussi sont-elles les mieux connues.

Ces causes sont infiniment variées dans leur nature comme on peut en juger par la lecture des observations qui ont été publiées.

Dans quelques cas on trouve une simple *esquille*[2] implantée dans le cerveau, comme dans l'observation de Williamson et

---

(1) ECHEVERRIA.— *Loc. cit.*, p. 516.

(2) Le malade opéré avec succès par L. Championnière, en 1871, présentait la même lésion : esquille detachée et implantée dans la dure-mère.

Robert Jones (Obs. 1); d'autres fois, c'est un *enfoncement*, une *dépression* plus ou moins étendue (Obs. II, III, IV, V, VI, VII, VIII et IX).

Dans d'autres cas, il s'agit de *cicatrice fibreuse* (Obs. XI et XII) ou cystique (Obs. XII) ou d'un réseau vasculaire entre-mêlé de trousseaux fibreux (Obs. XII).

Les *modifications de structure*, les *productions nouvelles*, sont souvent des causes de troubles moteurs, ainsi que le montrent plusieurs observations ; ce sont des *épaississements de l'os* (Obs X, XIV, XV, XVI, XXI,), des *exostoses* (Obs. XVII) des *ostéophytes* (Obs. XVIII) des *hyperostoses* (Obs. XX, XXXV).

D'autres fois, la fracture agit d'une autre façon, les méninges ou plus exactement la dure-mère est pincée dans le trait de fracture et s'y trouve fixée définitivement par le processus de réparation qui suit le traumatisme. Il nous a été permis de constater deux fois, pendant notre internat, dans le service de M. le professeur Lanelongue, ce fait déjà observé par Routier. On verra, en effet, dans les deux observations, que nous rapportons en détail (Obs. XXIII et XXIV) qu'il ne s'agissait pas seulement d'une adhérence anormale, ainsi que le fait a été observé assez fréquemment ; mais d'un *pincement*, d'un *enclavement* de la dure-mère dans le trait de fracture. Il s'était fait ainsi, par le plissement de cette membrane, un tiraillement qui paraît suffisant pour expliquer les accès épileptiformes que présentaient les malades[1],

---

(1) Il y a longtemps que M. le docteur E. Dupuy a démontré que des excitations limitées aux lambeaux de la dure-mère qui recouvre la région pariétale du cerveau déterminent des troubles moteurs du côté opposé. On a admis, pour expliquer ce fait, une diffusion de l'excitation allant jusqu'aux centres corticaux (L. Championnière, *Journ. de Méd. et Chir. pratique*, 1891, p. 563).

Enfin, les méninges et plus particulièrement la dure-mère sont épaissies (Obs. XIX, XXII, XXX, XXXIV).

2° Lésions hémorrhagiques

Nous ne nous occuperons que des hémorrhagies intra-craniennes périphériques, celles qui sont susceptibles d'intéresser l'écorce cérébrale dans la zone motrice. Ces hémorrhagies se trouvent souvent dans l'étiologie des troubles moteurs convulsifs ou paralytiques, mais ces accidents suivent ordinairement de très près le traumatisme, et rentrent, par conséquent, dans la catégorie des suites immédiates. Aussi, malgré nos recherches, n'avons-nous pu trouver qu'un petit nombre de cas où la trépanation a dû être pratiquée pour des accidents dûs à des hémorrhagies anciennes.

Ces hémorrhagies peuvent se produire en divers points, et siègent soit entre l'os et la dure-mère, soit dans l'arachnoïde, soit sous la pie-mère, soit dans le cerveau[1].

Dans la plupart des cas, ces hémorrhagies sont dues à des lésions de l'artère méningée moyenne, et on conçoit aisément que la quantité de sang épanché varie avec le calibre de la branche artérielle atteinte, et avec l'étendue de la plaie vasculaire.

Le siège même de cette artère au niveau de la région motrice explique la gravité des symptômes qui suivent la lésion, et leur apparition presque toujours précoce.

---

[1] Nous éliminons de cette énumération, l'hémorrhagie cérébrale classique, dont le traitement reste encore purement médical, malgré quelques interventions malheureuses.

Dans les observations que nous rapportons, il s'agit d'hématome sous-méningé (Obs. XXVI, XXVII, XXVIII) et de pachyméningite hémorrhagique (Obs. XXV). L'observation de Péan (Obs. XIII) qui trouva un réseau vasculaire très développé entremêlé de travées fibreuses, ne nous semble pas rentrer dans cette classe, où il s'agit seulement d'anciens foyers voisins du cortex, qui se sont enkystés et qui, après une période silencieuse plus ou moins longue, donnent naissance à des symptômes dans le domaine de la motilité.

On a aussi observé des épanchements sanguins extra dure-mériens dus à des lésions des sinus latéraux et longitudinal supérieur (Chassaignac, Petit).

3° Lésions inflammatoires

Les lésions inflammatoires comprennent :

A. La méningo encéphalite ; — *B.* Les abcès ; — *C.* Les modifications de structure de la substance cérébrale qui peuvent résulter du processus inflammatoire.

A. Méningo-encéphalite traumatique. — Cette complication redoutable peut se montrer immédiatement après le traumatisme, ou seulement au bout de plusieurs semaines, surtout lorsqu'elle est circonscrite.

On admet aujourd'hui qu'elle est le résultat d'une infection : 1° à travers une solution de continuité osseuse se produisant d'autant plus facilement que les *méninges et le cerveau ont été touchés*, ou 2° sans fractures, à la suite d'une plaie du cuir chevelu par la voie vasculo-nerveuse ou par l'intermédiaire d'une periostite ou d'une ostéomyélite traumatique.

Quoi qu'il en soit, elle a pour résultat d'amener la suppuration du foyer traumatique intra-cranien ; (hématome intra-
cranien, contusion cérébrale corticale) que nous étudierons
dans le paragraphe suivant : .

Ces lésions peuvent rester circonscrites, et alors la trépanation en évacuant le foyer donne les meilleurs résultats
(Obs. XXIX, XXX) ; mais elles sont susceptibles de prendre
un caractère diffus et leur gravité est considérable, malgré
l'intervention chirurgicale ; la terminaison n'est cependant
pas fatale (Cassaet, obs. inédite XXXII).

B. Abcès intra-craniens. — Il faut comprendre sous ce
nom toutes les collections de pus contenues en dedans de la
boîte cranienne, qu'elles aient pour siège les méninges ou la
substance encéphalique elle-même. Ces abcès sont assez souvent observés à la suite d'un traumatisme, et reconnaissent
eux-mêmes pour cause une infection; aussi sont-ils plus rares
depuis que l'antisepsie est pratiquée par tous les chirurgiens.

Ainsi que nous l'avons déjà dit, ils sont intimement liés à
la méningo-encéphalite traumatique, et succèdent soit à un
hématome, à un foyer de contusion cérébrale, à une fracture
esquilleuse. Ils sont d'après leur siège :

1° *Extra-duremeriens* et constituent pour les auteurs alle-
mands la pachyméningite externe ou les abcès de Pott ;
abcès circonscrits.

2° *Intra-duremeriens,* pachyméningite interne ; abcès
diffus.

L'abcès cortical est toujours mal délimité, aigu dans son
apparition et succède immédiatement à la méningo encéphalite.

L'abcès profond, intra cérébral est le résultat d'une encéphalite ; il apparaît tardivement.

Il y a encore une particularité à signaler à propos de leur siège : ils ne se montrent pas toujours au point où a porté le traumatisme, mais à une certaine distance, loin de la blessure sans continuité avec elle (Mac Euen, Obs. XLI) ; c'est là, nous le verrons, un point important au point de vue du diagnostic du siège de la lésion et par conséquent au point de vue du traitement chirurgical.

Ces abcès ordinairement *tardifs* [1], à développement lent et progressif, sont presque tous enkystés par une membrane fort nette qui limite leur accroissement, et retarde le

---

(1) Il y a des cas de suppuration cérébrale à très longue échéance (quatre ans dans le cas de Geschwing, Soc. de Chir. 1887 ; trente ans dans le cas de Cras, Soc. de Chir. 1887).

Tout récemment, M. le docteur Berger vient de communiquer une intéressante observation qui montre que les trépanations immédiates, alors même qu'il n'existe pas d'enfoncement des fragments, peuvent ne pas mettre à l'abri des accidents consécutifs d'origine inflammatoire.

En voici le résumé :

En mai 1888, un homme est atteint d'une fracture du crâne sans enfoncement apparent ; coma et hémiplégie droite, puis convulsions épileptiformes. Trépanation : cinq jours après l'accident, fracture fissurique du pariétal gauche sans enfoncement des fragments qui furent enlevés ; dure-mère déchirée et au-dessous épanchement sanguin considérable qui pénétrait dans l'hémisphère cérébral ; — disparition des convulsions épileptiformes, mais persistance de l'hémiplégie droite et de l'aphasie ; — encéphalocèle traumatique ; puis la paralysie se dissipe peu à peu, mais la main reste en griffe ; l'aphasie s'améliore, toutefois la parole reste hésitante.

En avril 1891, les accidents épileptiformes se reproduisent ; on en compte 142 en sept jours. Trépidation épileptoïde dans les membres du côté droit ; marche difficile ; aphasie à peu près complète ; céphalalgie persistante ; cicatrice pariétale bombée et pulsatile.

Deuxième trépanation (juin 1891) au niveau de l'ancien foyer. Cicatrice fibreuse et adhérente au cerveau ; pas d'ostéophyte ; application d'une plaque de celluloïd perforé, drainage, sutures, persistance des attaques, tendance au coma, élévation de température. La plaque de celluloïd est enlevée le quatrième jour : écoulement de liquide céphalo-rachidien, de pus séreux, fétide, venant de l'intérieur du cerveau. Amélioration immédiate ; diminution des attaques. A sa sortie de l'hôpital, le malade peut marcher facilement, mais le membre supérieur droit reste paralysé ; la main est en griffe ; l'aphasie à peu près nulle. (*Gazette des Hôpitaux*, 18 octobre 1892 n° 119).

moment de la rupture de la poche, soit sous les méninges, soit dans les ventricules.

Le pus est verdâtre, épais, caséeux (Obs. XXV) quelquefois fétide (Obs. XXVI. Obs. de Berger).

C. Modifications de structure de la substance cérébrale. — Ces modifications de structure de la substance cérébrale, sont souvent comme les abcès la conséquence d'une méningo-encéphalite ; il en résulte ordinairement la production de foyers de ramollissement cérébral (Obs. XLII) ou de tout autre lésion indélébile, de la nécrobiose par exemple (Obs. XLIII).

4° CORPS ÉTRANGERS

Les corps étrangers intra-craniens sont très variés dans leur nature : ils sont constitués ordinairement par des débris de projectiles (grains de plomb, balles, éclats d'obus, etc.), des morceaux d'armes résultant d'éclatement (culasses de fusil, etc.), des portions de vêtements, do coiffure, des esquilles, des cheveux entraînés dans l'intérieur du crâne au moment du traumatisme ; des tiges métalliques (couteaux, épées, poignards, etc.), etc., etc.

Dans la plupart des cas, ces corps étrangers provoquent des désordres immédiats par la destruction de régions essen-tielles à la vie ou par le développement de miningo-encé-phalite, ou d'abcès résultant de leur septicité ; il arrive cependant, mais d'une façon tout-à-fait exceptionnelle, qu'ils sont tolérés par l'organisme, que la brèche qu'ils ont produite par leur passage se répare rapidement et que les désordres qu'ils ont provoqués disparaissent ou plutôt semblent disparaître d'une façon définitive[1]. Nous savons en effet, ainsi que nous le démontrent de nombreuses observations, que même dans ces cas qui nous paraissent les plus favorables, le corps étranger toléré par l'organisme s'entoure d'une véritable poche membraneuse, s'enkyste, mais néanmoins reste susceptible de provoquer, dans un avenir plus ou moins éloigné, des troubles graves : méningo-encéphalite, abcès, paralysie, accès épileptiforme. R. Garland[2] dans sa thèse sur les morts subites rapporte plusieurs observations d'individus succombant à la suppuration du cerveau au milieu d'accès convulsifs, après avoir conservé dans le crâne des balles depuis cinq mois, dix-huit mois, deux ans.

St-Laugier[3] dans son article « encéphale » du dictionnaire de médecine et de chirurgie pratiques, rappelle que Dupuytren fit l'application du trépan chez un jeune homme dont le cerveau avait toléré pendant dix ans un corps étranger, et qui au bout de ce temps provoqua une hémiplégie du côté opposé où il avait pénétré (obs. XLIV). L'observation XLV de Berger est analogue.

5° TUMEURS

Les exemples de tumeurs du cerveau, dont l'évolution paraît avoir des relations avec un traumatisme antérieur

---

1. En 1879, II. R.WARTHON (de Philadelphie) a publié une statistique qui donne les chiffres suivants : sur 316 cas de corps étrangers s'étant logés dans le cerveau, 160 furent suivis de guérison. Le corps vulnérant a été extrait dans 106 cas, dont 72 ont guéri (*Philadelphie Méd. Times*).
2. R. GARLAND. — Thèse de Paris 1832.
3. St-LAUGIER. — Dict. Méd. et Chir. pratiq. Tome XIII, p. 50.

ancien sont assez rares ; il en existe cependant dans quelques cas et on peut voir dans les observations que nous rapportons plus loin que les kystes (obs. XLVI, XLVII, XLVIII, XLIX), les gliomes (obs. L), les fibromes (obs. LI), ont été mentionnés. Les désordres qu'elles produisent, dépendent comme pour les autres lésions, non de leur nature, mais de leur siège et et de leur volume.

II

SYMPTOMES

Quand les lésions, par leur siège, doivent produire des troubles moteurs, on les voit se développer soit immédiate ment, soit longtemps après l'accident traumatique qui leur donne naissance. Dans la majorité des cas, néanmoins, on remarque un intervalle qui dure quelquefois plusieurs années, sans rapport appréciable de causalité avec la nature ou la gravité du traumatisme. Il nous semble intéressant de rapporter à ce propos l'observation suivante de Harlow [1], que nous trouvons résumée dans le Mémoire de C. de Boyer :

« Ph. G..., âgé de vingt-cinq ans, était occupé à tamponner une charge de poudre dans un trou de mine à l'aide d'une barre de fer pointue de 3 pieds 7 pouces de long et de un quart d'épaisseur, pesant 13 livres un quart, lorsque la charge prit feu; la barre de fer fut poussée, la pointe en avant, contre l'angle gauche de la mâchoire de ce malheureux, passa nettement à travers le crâne, près de la suture sagittale, dans la région frontale, et fut ramassée à quelque distance. Le blessé perdit connaissance sur le moment, mais moins d'une heure

---

(1) Harlow. — « Recovery from the passage of an iron bar through the head. in Massachussets. » *Méd. soc.*, june. 3, 1868.

après, put remonter une longue série d'échelons et vint raconter au chirurgien, en termes assez clairs, l'accident qu'il avait éprouvé : on désespéra pendant longtemps de la vie du malade, mais il finit cependant par guérir et vécut douze ans et demi après sa blessure. Il mourut à cette époque d'accidents épileptiques et l'on ne put examiner son cerveau, mais le docteur Harlow put obtenir de faire exhumer le crâne quelque temps après.

Le siège de la lésion put être étudié sur cette pièce ; déjà, deux ans après l'accident, M. Bigelow décrivait ainsi l'aspect du malade : « Une cicatrice linéaire d'un pouce de long occupe la branche gauche de la mâchoire, près de son angle ; les paupières sont closes de ce côté, il y a de l'exophthalmie ; la vue est abolie à gauche. Sur la tête, et couverte par les cheveux, se voient une dépression inégale et une élévation causée par un fragment de la voûte du crâne qui a les dimensions de la paume de la main ; son bord postérieur est près de la suture coronale, et son bord antérieur situé assez bas sur le front, dans la position que devait occuper ce fragment au moment du passage de la barre.

Il résulte d'un examen attentif du crâne fait par M. Harlow, que la barre a passé à travers l'étage frontal de la base du crâne et est ressortie en avant de la suture coronale. En comparant le trajet de la barre à un diagramme des rapports du crâne et du cerveau, on voit que le lobe frontal n'était atteint qu'à sa partie antérieure, et que par conséquent l'absence de paralysie dans ce cas est conforme aux théories de localisation cérébrale. Tout au plus il y avait-il un autre point d'atteint, l'extrémité antérieure du lobe temporo-sphé-noïdal ; on ne parle du reste pas dans l'observation de troubles de l'odorat : il y eut des troubles intellectuels considérables ;

cet homme devint négligent, sale, préoccupé d'idées de gros·
sière débauche ; ses idées étaient mal équilibrées et l'on ne
put continuer à lui maintenir ses fonctions. C'était, selon
l'expression de M. Harlow, « une intelligence d'enfant em-
ployée à satisfaire les passions brutales d'un homme fait. » (¹)

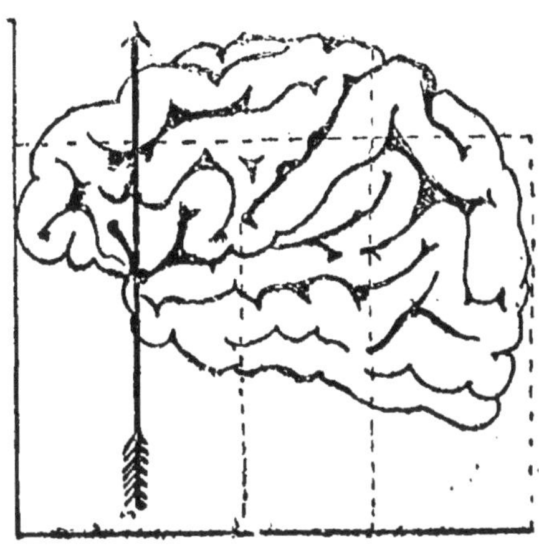

FIG. 2.

Figure demi-schématique du cerveau (Féré). — (La barre de fer a suivi à peu près
la direction indiquée par la flèche).

Les cas où les attaques éclatent d'emblée, avec les accidents
de la commotion cérébrale ou de l'inflammation des méninges
et du cerveau sont heureusement les moins nombreux, surtout
depuis la pratique régulière de l'antisepsie, car dans ces cas
l'intervention chirurgicale est extrêmement grave.

---

(1) C. DE BOYER. — *Loc. cit.*, p. 43.

Mais avant d'étudier en détail chacun des troubles moteurs que provoquent les lésions que nous avons passées en revue nous croyons devoir entrer dans quelques considérations générales, qui nous montreront qu'il y a à la fois des symptômes locaux et des symptômes généraux ; ces faits sont très clairement exposés dans la thèse de Decressac :

« Si nous supposons, dit-il, un produit pathologique quelconque susceptible d'accroissement, situé à la surface du cerveau, et si nous voulons, indépendamment de sa nature, étudier les phénomènes qu'il pourra produire dans la cavité cranienne, nous verrons qu'il aura une action double, d'abord il diminuera la capacité de cette cavité et en accroitra la pression générale ; puis il agira directement sur la partie cérébrale voisine qui sera *irritée, comprimée* ou *détruite.* » (Loc. cit. page 34).

Que ce soit l'un ou l'autre de ces trois modes d'action, les phénomènes par lesquels réagira l'encéphale seront à peu près les mêmes ; nous savons en effet que bon nombre de physiologistes admettent qu'il n'y a pas de différence appréciable entre l'irritation simple d'une portion corticale et sa destruction.

Les produits pathologiques qui peuvent succéder aux traumatismes anciens du crâne provoquent donc indépendamment de leur nature, des phénomènes de compression sur le cerveau, et cette compression cérébrale peut se produire dans deux conditions différentes :

1° Dans un premier cas, *la boîte cranienne diminue* lentement soit par le fait d'un enfoncement, d'une exostose, d'un épaississement de méninges, etc.

2° Dans une seconde catégorie de faits c'est le *contenu qui augmente* : hémorrhagie intra-cranienne sous duremericnne, abcès, tumeurs diverses (gliomes, kystes, etc.)

En outre, si nous considérons que le cerveau n'est pas comme le foie ou le rein entouré d'une simple capsule fibreuse qui peut se prêter aux variations de volume, mais qu'il est renfermé dans une enveloppe inextensible la boîte cranienne, — qu'il ne saurait exister un espace vide entre cet organe et les parois de son enveloppe, puisque le liquide céphalo-rachidien constituant une « sorte d'œdème physiologique » (Henle) est infiltré dans les trabécules qui unissent la pie-mère et l'arachnoïde ; — que tous ces organes sont incompressibles, il en résulte que toute pression exercée en un point quelconque agira :

1° Directement sur l'endroit comprimé et provoquera des *troubles locaux.*

2° Sur toute la masse encéphalique par l'intermédiaire du liquide céphalo-rachidien et produira des *troubles généraux.*

Or, toute augmentation de volume de la masse encéphalique soit physiologique (systole cardiaque), soit pathologique (diminution de capacité de la boîte crânienne ou augmentation de son contenu) amène un accroissement de pression qui se transmet aussitôt au liquide céphalo-rachidien, dont une partie passe daus les lymphatiques (expériences de Schwalbe, Keg et Ketzius), tandis que le reste s'échappe dans le canal rachidien, dont il refoule les parois membraneuses (Richet). En même temps, l'excès de pression amène une déplétion veineuse qui chasse le sang de l'espace sous-arachnoïdien. Mais si ces déplacements sont suffisants dans les conditions normales pour prévenir les phénomènes de compression cérébrale, il n'en est plus de même quand il se produit des changements considérables dans la capacité du crâne. Il arrive un moment où la pression du liquide cérébro-spinal dépasse la pression des capilaires, et on voit alors survenir la compression cérébrale, l'anémie de l'organe et tous les symptômes fonctionnels qui rendent manifestes les troubles de nutrition des éléments nerveux.

Les expériences de Malgaigne, reprises par Leyden, Pagenstecher, Duret ont montré que ces troubles ne survenaient que lorsqu'on introduit dans la cavité crânienne une proportion supérieure de 3 à 5 p. 100 de substance étrangère. Comme le crâne humain est d'une capacité de 1,300 à 1,400 c. c., il en résulte que le cerveau humain peut tolérer un épanchement de 37,7 à 40,6 c. c. avec un maximum de 91 c. c. (Decressac).

Toutes les productions pathologiques que nous avons énumérées dans le chapitre précédent agissent de cette façon pour produire la compression quand leur volume est suffisant, aussi pour nous faire une idée exacte de leur mode d'action et nous expliquer les symptômes qu'elles produisent, devions-nous jeter un rapide coup d'œil sur la physiologie de l'encéphale.

SYMPTÔMES LOCAUX

Nous ne nous occuperons que des troubles moteurs tardifs, et, au point de vue de leur symptomatologie, nous les diviserons en deux classes :

1° *Accidents convulsifs ou épilepsie traumatique;*
2° *Accidents paralytiques.*

A. Épilepsie traumatique. — Les accidents convulsifs se manifestent ordinairement sous forme de convulsions limitées à un groupe musculaire, à un membre, à une moitié du corps, et peuvent ensuite se généraliser. C'est ce que l'on

a décrit sous le nom d'épilepsie traumatique, variété nosolo·
gique qui fait partie des épilepsies partielles ou Jacksonien·
nes.

Nous ne voulons pas faire l'histoire de l'épilepsie partielle
déjà connue des anciens et différenciée de l'épilepsie vraie.
Le premier travail d'ensemble sur la question est la thèse de
Bravais[1] (Paris, 1827). Faute de connaissances anatomo-
pathologiques et physiologiques suffisantes, Bravais resta
sans imitateurs, et son mémoire tomba dans l'oubli jusqu'au
moment où un savant médecin américain, Huglings Jackson,
reprit la question (1863) et fit de l'épilepsie partielle un
syndrôme clinique auquel il donna son nom[2].

Prodrômes. — Nous indiquerons avant d'étudier l'accès
épileptiforme lui-même quelques signes dont la constatation,
lorsqu'ils existent, pourra faire prévoir, dans une certaine
mesure, l'apparition prochaine des accès; ces symptômes
prodromiques, ces phénomènes prémonitoires, sont de deux
ordres : les uns physiques, les autres moraux.

Les premiers sont constitués par des étourdissements et
des maux de tête avec endolorissement sur la partie lésée; de
l'agitation musculaire spasmodique; de l'engourdissement et
des secousses dans les membres, soit dans le bras, soit dans
la jambe, d'où l'on voit souvent partir une *aura* précurseur
des attaques.

---

(1) Bravais.—Recherches sur les symptômes et le traitement de l'épilepsie hémiplégique (Th . Paris, 1827).

(2) L'épilepsie Jacksonnienne pourrait aussi s'appeler épilepsie de Bravais, comme
le fait remarquer M. Charcot qui voit rarement un cas d'épilepsie partielle, sans
rappeler le travail de Bravais, qui est, dit-il, « *un modèle d'observation* ».

Aux seconds, correspondent un changement bizarre de caractère, l'irascibilité, la violence, des hallucinations, la perte de mémoire, les idées criminelles, la dépravation, les impulsions, etc.

Ce sont là des phénomènes que l'on n'observera pas toujours, mais qui dans bien des cas pourront faire prévoir des accès épileptiformes ou des troubles paralytiques plus grands.

Tableau de l'accès. — Le tableau clinique de l'accès d'épilepsie partielle est aujourd'hui bien connu, et nous en trouvons la description dans tous nos auteurs classiques[1].

Le malade, sujet à des accidents d'épilepsie partielle, jouit ou plus exactement paraît jouir d'une santé parfaite dans les intervalles plus ou moins longs qui séparent ses crises; disons cependant qu'il persiste souvent dans l'intervalle des crises quelques-uns de ces symptômes que nous avons indiqués comme phénomènes prémonitoires et comme symptômes généraux.

Quoi qu'il en soit, au milieu de la santé réelle ou apparente, le malade est subitement pris de convulsions annoncées ou non par une « *aura* » ordinairement motrice, et dont le point de départ habituel est souvent l'extrémité d'un membre. Les convulsions éclatent alors, remontent, comme l'aura, le long du membre, et restent localisées à ce membre ou se généralisent. Mais il est un fait important à noter : le malade a généralement toute sa connaissance, il assiste lui-même à la scène dont il est à la fois le spectateur et l'acteur; il est comme on l'a dit : « *spectator sui acti.* »

---

(1) Nous empruntons les détails qui vont suivre aux travaux de MM. Charcot, Pitres, Fr. Franck, C. de Boyer, Rolland, Berbez, etc.

Les convulsions sont toniques, puis cloniques, ou cloniques d'emblée; la durée de l'attaque varie de quelques minutes à deux ou trois heures, parfois coupées d'intervalles de calme.

La connaissance, si elle avait disparu au moment où les convulsions sont généralisées, revient plus ou moins complète, plus ou moins troublée par le délire post épileptique; mais après l'attaque, le malade peut être atteint de parésie ou de paralysie transitoire des muscles qui ont été convulsés. Les réflexes rotuliens sont ordinairement exagérés.

Tel est en quelques mots le tableau clinique de l'épilepsie traumatique. Étudions maintenant en détail chacun des symptômes dont l'ensemble constitue l'attaque épileptiforme.

1º Aura

L'aura, ainsi que nous l'avons dit, peut être très variable dans sa nature et dans son point de départ.

Elle peut être *motrice, sensitive, sensorielle, vaso-motrice, psychique* ou *intellectuelle.*

a. L'aura *motrice* est la plus fréquente, plus particulièrement dans les accidents épileptiformes qui surviennent pendant les suites éloignées du traumatisme du crâne. Elle est constituée, comme dans l'épilepsie jacksonnienne ordinaire, par un spasme qui est « le phénomène fondamental et quelquefois le seul phénomène de l'épilepsie partielle [1]. »

Elle se manifeste sous des formes variables, mais se caractérise habituellement par une flexion ou une extension

---

(1) Ch. FÉRÉ. — *Les épilepsies et les épileptiques.* Paris, 1890, p. 13

brusque d'un doigt, d'une main, d'un poignet, d'un orteil, d'un pied, etc.

Nous empruntons à M. Rolland [1] les formes diverses d'auras motrices qu'il a rencontrées dans les nombreuses observations d'épilepsie Jacksonnienne qu'il a dépouillées : « Extension forcée, allongement, raideur, flexion avec contracture des doigts, qui se collent l'un contre l'autre, s'écartent ou se superposent; raideur de certains muscles; fermeture et convulsions cloniques de la paupière; clignotement spasmodique des yeux; tressaillements de la langue; distorsion d'un côté de la bouche avec rotation de la tête et du cou du même côté, et déviation conjuguée des yeux; secousses dans les membres qui vont se convulser; tremblements à l'extrémité d'un doigt, s'étendant progressivement aux autres doigts et à l'avant-bras; vibrations internes; secousses musculaires analogues à des secousses électriques; soubresauts partant de l'extrémité d'un membre et remontant le haut de ce membre; secousses convulsives rythmiques plus ou moins précipitées, plus ou moins énergiques dans un membre; série de mouvements convulsifs dans les membres; le malade voit son bras se lever, agité de petites convulsions cloniques; mouvements de va et vient des membres; faiblesse excessive des membres; impulsions en avant (obs. personnelle XXIII), le malade court comme poussé en avant malgré lui; impulsions en arrière ou gyratoires, etc., aphasie, etc.

b. Les *auras sensitives* ont le plus souvent le caractère douloureux : douleur sourde, permanente, ou quelquefois fulgurante comme celle des tabétiques siégeant soit dans les membres,

---

(1) ROLLAND. — *Épilepsie Jacksonnienne,* Paris, 1888, p. 33.

soit au niveau du crâne, soit dans les viscères (crampes, coliques, palpitations douloureuses, oppressions angoissantes, etc.), fourmillements douloureux remontant le long d'un membre, etc., etc.

c. Les *auras sensorielles* ont été constatées plus particulièrement du côté : *a* — de la *vue* (visions colorées, phosphènes, mouches volantes, etc.) ; *b*. — de l'*ouïe* : (bruissements, bourdonnements, coups de sifflets, etc.) ; *c*. — du *goût et de l'odorat* : (sensation de substance sapide ordinairement désagréable, mauvaise odeur, etc.).

d. Les *auras vaso-motrices* consistent en sensation de fraîcheur avec ou sans changement de coloration de la peau ; en sensation de vent frais, de souffle brûlant, de liquide chaud coulant le long d'un membre, sensation brusque d'immersion dans l'eau glacée, etc. Elles se rapprochent beaucoup, comme le fait observer M. Berbez,[1] des auras sensitives.

e. Enfin les *auras* peuvent être *psychiques* ou *intellectuelles* : le malade voit un incendie, il y assiste, il croit entendre le crépitement de la flamme, le bruit des charpentes, des poutres qui s'effondrent, les cris de détresse ; ou bien il voit un chien enragé qui se précipite sur lui, ou tout autre animal qui lui inspire une frayeur particulière : rat, serpent, etc. Mais ces auras psychiques ou intellectuelles, exceptionnelles dans la forme partielle de l'épilepsie, sont beaucoup plus fréquentes dans l'épilepsie vulgaire.

Les auras sont non seulement très variées dans leur nature, mais aussi dans leur point de départ, dans leur siège ; elles sont ordinairement constantes, c'est-à-dire qu'elles se reproduisent toujours avec les mêmes caractères pour le même

---

(1) BERBEZ. L'épilepsie Jacksonnienne, *Gazette des Hôpitaux*, 28 avril 1883.

malade, qui ne se trompe pas sur leur signification, et qui se trouvant ainsi averti ne peut retenir ce cri : « *Ça va me prendre.* »

Leur *durée* n'a rien de fixé et peut varier entre quelques secondes et plusieurs heures; le plus ordinairement elle est d'une demi minute ou de quelques minutes et peut permettre au malade de prendre les précautions nécessaires pour éviter de se blesser, ou pour arrêter sa crise.

La connaissance de ces auras a une importance extrême dans le sujet qui nous occupe parce que : « aussi bien dans les cas pathologiques que dans les expériences physiologiques, les symptômes dûs à une petite lésion, ou à l'électrisation localisée d'un centre moteur, sont d'abord confinés dans le groupe musculaire qui dépend de ce centre. Aussi, ces spasmes localisés sont-ils d'un grand secours pour le diagnostic de la localisation. Il est donc indispensable de controler les réponses du patient sur le début des accidents, pour déterminer d'une manière exacte et positive le siège, la nature et l'étendue du premier symptôme, qui plus tard peut être obscurci et perdu au milieu des autres. C'est ce que Seguin a proposé d'appeler le *signal symptôme*, auquel il attribue la plus grande valeur. » (Decressac, *loco citato* page 42).

Nous n'avons pas à faire la théorie des auras, mais nous devons à cause de leur importance, dire en quelques mots quelle est leur signification.

Pour Axenfeld[1] « l'aura n'est et ne peut être que l'expression d'un travail morbide central ; elle est le symptôme et non le prodrôme réel d'une souffrance encéphalique perçue comme si elle avait lieu à la périphérie ; les auras périphériques ne sont

---

(1) AXENFELD. — *Traité des névroses* cité par Ch Féré p. 87.

que l'écho lointain d'un état pathologique des centres nerveux. Loin d'envisager ces sensations comme point de départ des attaques, il n'y faut voir que le commencement même de l'attaque. »

M. Charcot exprime la même opinion en disant que « l'aura est toujours un phénomène central, une projection des centres vers la périphérie. »

Enfin dans les cas où il y a un « engourdissement prémoni-toire, un tressaillement, un bouillonnement de quelque autre sensation anormale dans les parties envahies par les convul-sions, nous pourrons dire que les centres engagés ne sont pas uniquement moteurs, et que ces sensations témoignent de lésions portant sur l'extrémité centrale d'un faisceau nerveux : lésions aboutissant à une excitation qui se traduit par les symptômes observés, et nous dirons avec Landouzy[1], que ces sensations ne sont pas la cause des troubles con-vulsifs, mais uniquement la preuve et la première mani-festation d'une excitation limitée. »

2° Convulsions

Les convulsions de l'épilepsie traumatique sont susceptibles de varier dans des limites très étendues. On peut, pour en faciliter l'étude, les diviser artificiellement en quatre groupes; elles peuvent être limitées :

1° A un muscle ou à un groupe musculaire : *épilepsie par-cellaire*;

---

(1) LANDOUZY. — Contribution à l'étude des convulsions et paralysies liées aux méningo-encéphalites fronto-pariétales. — Th. Paris 1876.

2° A un membre : *épilepsie monoplégique*;

3° A une moitié du corps : *épilepsie hémiplégique ;*

4° Enfin, après avoir été parcellaire, puis monoplégique, puis hémiplégique, l'épilepsie envahit la face et les membres du côté opposé, et se généralise. C'est alors l'*épilepsie partielle généralisée*. Il est à remarquer que dans ce dernier cas, les convulsions sont toujours plus fortes dans la partie du corps primitivement atteinte.

Ce ne sont pas là trois catégories distinctes, mais plutôt le même type à un degré plus avancé. Aussi croyons-nous pouvoir nous dispenser de reprendre en détail chacun de ces types : il nous semble suffisant d'indiquer les caractères généraux de l'accès convulsif de l'épilepsie traumatique.

L'intensité des convulsions est aussi variable que leur point de départ : elles sont parfois si peu violentes qu'elles échappent souvent au malade et quelquefois au médecin lui-même; d'autres fois, au contraire, elles sont extrêmement fortes.

Quant à la généralisation, on a observé qu'elle avait tendance à se faire dans l'ordre suivant :

Si le début a eu lieu dans les muscles de la face, les convulsions gagnent ensuite le poignet, le bras, puis la jambe du même côté. — Si le commencement s'est fait dans les doigts, elles affecteront ensuite le bras, la face, et en dernier lieu la jambe. — Quand la lésion est à gauche, l'aphasie peut être le premier symptôme ou s'ajouter à ceux déjà produits par le siège de la tumeur[1]. — Si les mouvements convulsifs ont été observés d'abord dans le pied, ils gagneront la jambe

____

(1) Nous appelons *tumeur* toute masse pathologique agissant directement sur la zone motrice, se manifestant cliniquement par les mêmes symptômes (troubles moteurs épileptiformes ou paralytiques, douleur, etc), mais pouvant être de cause, de nature et d'évolution différentes.

et la cuisse, puis la main et le bras, et en dernier lieu la face. Enfin nous n'insisterons pas sur l'épilepsie partielle généralisée qui n'est que le degré le plus avancé de l'épilepsie traumatique.

Toutes ces formes, décrites par les cliniciens, sont confirmées par les résultats des expériences physiologiques entreprises sur les animaux. Nombre d'expérimentateurs, et plus particulièrement Fr. Franck, ont obtenu toute la série des convulsions par l'électrisation d'un seul centre. de sorte qu'il est aujourd'hui bien démontré que l'irritation corticale diffuse et gagne de proche en proche. Le spa..., en un mot, « *fait la tache d'huile* » suivant une ingénieuse et très juste comparaison de M. Berbez.

Nous rappellerons aussi toute l'importance du début des convulsions qui, à défaut d'aura proprement dite, constitue le *signal symptôme*, ainsi que l'appelle Seguin et dont nous· avons parlé précédemment.

La *durée* des accès comme celle des auras, est très variable. Elle peut varier de une minute ou deux jusqu'à plus de deux heures, mais la moyenne est ordinairement de un quart d'heure à vingt-cinq minutes. On a observé en outre que plus les convulsions sont fortes et se généralisent vite, et plus l'attaque est courte; la durée d'une crise est en raison inverse de l'intensité des convulsions.

Les *caractères* eux-mêmes des convulsions varient ordinairement dans le cours d'un accès complet et à ce point de vue on peut décrire deux phases : 1° une phase *tonique ou tétanique*; 2° une phase *clonique*. Mais il existe de nombreuses exceptions. Nous empruntons à MM. Fr. Franck et A. Pitres [1] les détails suivants sur ce point de la question :

---

(1) Fr. Franck et A. Pitres. — *In Archiv. de Physiologie*, 15 août 1883, p. 100

L'accès complet présente toujours les deux phases successives que nous venons de décrire, mais on peut aussi observer des accès incomplets ou des accès anormaux ; ainsi, la phase tétanique peut manquer, dans ce cas, de rapides convulsions cloniques apparaissent comme phénomène initial de l'attaque, bien que l'accès se généralise et s'accompagne de salivation, de perte de connaissance et de tous les signes des attaques violentes. Au lieu de s'établir graduellement, comme cela arrive le plus souvent, les convulsions cloniques peuvent débuter brusquement après le tétanos du début par des oscillations d'une grande amplitude qui suivent alors immédiatement la phase tétanique. Les dernières convulsions cloniques peuvent aussi être régulièrement rythmées et séparées les unes des autres par des intervalles de repos relativement fort long. Ce rythme terminal des convulsions de la phase clonique, est assez commun, et assez souvent, il est extrêmement net ; il se règle quelquefois avec les inspirations. Pendant l'évolution des convulsions cloniques, les secousses musculaires changent parfois de caractère ; elles deviennent tout à coup petites, serrées, précipitées ; ces caractères correspondent à une reprise de l'attaque ou plutôt à une nouvelle attaque survenant avant la fin de la première. Il arrive parfois qu'après une phase de convulsions cloniques assez courte, les muscles entrent en contraction et restent quelques instants rigides, sans vibrations tétaniques ; ils se relâchent ensuite brusquement ou lentement. On voit souvent une reprise d'attaque se produire à la suite d'une pause plus ou moins prolongée...,.

La durée relative des deux phases de l'attaque est variable. Ordinairement les convulsions cloniques persistent beaucoup plus longtemps que la contraction tonique initiale. Mais une longue contraction tonique initiale n'est pas nécessairement suivie de convulsions cloniques violentes et prolongées. On peut observer une phase tonique très prolongée suivie de convulsions cloniques très courtes ou presque nulles, ou inversement une phase tonique très brève suivie de longues convulsions cloniques.

3° ÉTAT DE LA CONSCIENCE

En règle générale, il n'y a pas de perte de connaissance pendant l'accès d'épilepsie traumatique et si ce symptôme s'observe dans les forts accès, il n'est que secondaire, tardif, contrairement à ce qui se passe dans l'épilepsie vraie, où il est le phénomène initial.

Nous avons déjà insisté sur ce fait dont l'importance est considérable au point de vue du diagnostic différentiel et par suite du traitement.

H. Jackson a remarqué que la conscience disparaît ordinairement lorsque la tête et les yeux commencent à tourner, après que les convulsions ont envahi les membres.

En outre, quand elle se produit, la perte de connaissance reconnaît différents degrés : elle varie de l'étourdissement vague à la perte de conscience absolue, et on voit parfois des malades, quoique sans connaissance en apparence, raconter d'une façon assez précise, ce que l'on a dit autour d'eux pendant leur crise. (Obs. XXXII.)

Il existe encore un autre caractère qui a bien son importance : après la cessation de la crise, s'il y a eu perte de connaissance l'épileptique partiel revient rapidement à lui et ne présente pas cette longue période de stertor apoplectique qui est constante dans l'accès d'épilepsie vraie. Exception sera faite toutefois pour les cas d'épilepsie partielle généralisée où l'attaque ressemble à s'y méprendre à la crise épileptique vraie.

Signalons aussi une remarque de Fournier[1] qui a constaté qu'une sensation douloureuse plus ou moins intense accompagne quelquefois les convulsions d'épilepsie partielle, lorsqu'il n'y a pas perte de connaissance.

La *température* ne s'élève guère que de quelques dixièmes de degrés, un degré au plus sous l'influence des accès isolés;

---

(1) FOURNIER. — Sur l'épilepsie syphilitique tertiaire (*In Union Médicale* 1875. N° 129 et suivants).

si au contraire les accès se multiplient et se rapprochent, elle augmente plus sensiblement, mais elle ne dépasserait jamais 38° 5, qui est le point maximum, d'après les recherches de Muller, Bourneville, Rolland, etc.

Enfin Charcot, Bourneville, Tripier, Blondeau, Truchet, Guinand,[1] ont observé le *ralentissement du pouls*, soit à l'approche, soit pendant le cours de la crise (phase tonique).

4° État du malade après l'attaque

Après l'attaque d'épilepsie traumatique, le malade éprouve une fatigue et une lassitude excessives et se laisse aller au sommeil pendant un temps variable, souvent même il présente des troubles de la vue, de la diplopie, du myosis (Franck, Muller de Graz) de l'hémianopsie; ou de la disphasie et il se trouve gêné soit dans la recherche du mot propre destiné à exprimer sa pensée, soit dans la prononciation ; il lui arrive aussi de substituer un mot à un autre. Ces troubles s'accompagnent souvent de désordres psychiques qui consistent en impulsions violentes à commettre des actes conscients mais déraisonnables, et dont le malade reconnaît lui-même toute la perversité. Nous en avons un bel exemple dans l'observation XXIII, où nous voyons le nommé D..... (Michel) être victime de ces impulsions, menacer de mort sa femme et ses enfants, avoir l'idée d'incendier sa maison, les forêts de pins au milieu desquelles il habite, etc.

Les impulsions et les hallucinations qui peuvent se montrer à ce moment sont très variables, et il nous paraît inutile de

---

(1) GUINAND. — Pouls lent avec crises epileptiformes (*Lyon Médical* 8 181).

rappeler toutes celles qui ont été observées; il nous semble suffisant d'indiquer leur caractère essentiellement variable.

Les paresies et paralysies transitoires qui ont été notées après l'attaque d'épilepsie traumatique ont attiré l'attention des cliniciens. Elles apparaissent au sortir de l'accès, et le malade se trouve paralysé de la face (le facial supérieur excepté), ou d'un membre, ou bien il est frappé d'hémiplégie totale ou d'aphasie; après une durée de quelques minutes, de quelques heures, ou de quelques jours, sans aucun traitement, ces accidents paralytiques se dissipent et le malade recouvre la plénitude de ses facultés motrices jusqu'à ce qu'un nouvel accès provoque l'apparition de phénomènes semblables. Elles ont donc pour caractère essentiel d'être *transitoires*.

Signalées tout d'abord par Saillant, Andry et Thouret[1] puis par Bravais[2] dans sa thèse (1827), elles ont été bien étudiées par H. Jackson[3], par Charcot[4] dans ses *Leçons sur les maladies du système nerveux*, Charcot et Pitres[5] dans leurs études sur les *Localisations corticales*, Fournier[6], Grasset[7]; enfin, M. Dutil[8] a bien exposé la question dans un article fort intéressant publié en 1883 dans la *Revue de Médecine*.

---

(1) ANDRY et THOURET. — Société royale de Médecine, 1780.

(2) BRAVAIS. — Thèse de Paris, 1827.

(3) H. JACKSON. — Clinical and physiological researches on the nervores system. — *Med. Times and Gaz.*, 6 janvier 1872, 5 juin 1875. — The Lancet, 1878, t. II, p. 581, et 1881, t. I, p. 385.

(4) CHARCOT. — Leçons sur les maladies du système nerveux, 3ᵉ édition, t. II, p. 315.

(5) CHARCOT et PITRES. — *Revue de Médecine*, 1877.

(6) FOURNIER. — Leçons sur la syphilis du cerveau, p. 240.

(7) GRASSET. — Des localisations dans les maladies cérébrales (3ᵉ édition), p. 165

(8) DUTIL. — Des paralysies post épileptoïdes transitoires, *in Rev. de Méd.*, 1883, p. 101.

Ces paralysies, dont le degré varie depuis la parésie légère jusqu'à l'hémiplégie complète, accompagnées de flaccidité ou de rigidité, s'observent ordinairement dans les muscles qui ont été le siège exclusif ou prédominant des convulsions; elles doivent être soigneusement distinguées des paralysies permanentes.

« Les *paralysies post-épileptoïdes transitoires* ne sont pas sous la dépendance immédiate et nécessaire de lésions corticales de la zone motrice..... Elles peuvent se produire indépendamment de toute lésion destructive limitée de l'écorce » (Dutil). L'épuisement nerveux que laisse après elle l'attaque convulsive est, d'après H. Jackson [1], l'unique cause des paralysies transitoires; en d'autres termes, il considère l'attaque épileptiforme comme le résultat de *décharges* des éléments moteurs corticaux, et la paralysie consécutive comme la conséquence de l'épuisement résultant de décharges antérieures.

Elles ne succèdent pas fatalement aux convulsions de l'épilepsie partielle; cependant on a observé que plus les convulsions étaient étendues, plus aussi les paralysies étaient fréquentes et étendues.

On voit par ces quelques détails quelle est l'importance d'un diagnostic différentiel entre les paralysies post épileptoïdes transitoires et les paralysies permanentes qui, nous le verrons plus loin, sont la conséquence des lésions destructives limitées de la zone motrice corticale et peuvent servir de base au diagnostic topographique.

Au lieu de paralysies, on peut avoir des *contractures* qui ont aussi pour caractère d'être *transitoires*.

---

(1) H. JACKSON. — Journal *The Brain*, janvier, 1881.

L'état des réflexes après l'accès épileptoïde est aussi très variable, mais on peut dire d'une façon générale qu'il y a de l'exagération.

5° État du malade dans l'intervalle des accès

Dans l'intervalle des accès le malade peut jouir d'une santé en apparence parfaite, mais il peut aussi présenter une série de symptômes que l'on est en droit de considérer comme des *équivalents cliniques* de l'épilepsie partielle. Nous les énumérerons rapidement, car nous les avons déjà indiqués dans le paragraphe que nous avons consacré aux phénomènes prémonitoires. M. le professeur Pitres les divise en deux grandes classes.

§ I. — Équivalents psycho-sensoriels

a. Phénomènes sensitifs. — Sensations d'engourdissement ou de fourmillement, éblouissements passagers.

b. Phénomènes sensoriels. — Hallucinations visuelles, auditives, etc.

c. Phénomènes psychiques. — Excitation maniaque, impulsions instinctives (Obs. XXIII), etc.

§ II. — Équivalents paralytiques

a. — Paralysies subites, transitoires, limitées à un membre ou étendues à tout un côté du corps.

b. — Crampes douloureuses, etc.

Ces phénomènes constituent une série « de véritables accès incomplets ou larvés d'épilepsie partielle, qui rappellent par leurs apparences symptomatiques les formes aujourd'hui bien connues de la grande épilepsie larvée, mais qui en diffèrent habituellement par la conservation intégrale de la conscience pendant toute leur durée[1]. »

B. Accidents paralytiques

Dans ce paragraphe, nous n'étudierons que les paralysies permanentes corticales ou sous-corticales, dont les caractères et la valeur séméiologique sont absolument différents des paralysies post-épileptoïdes transitoires.

Les paralysies permanentes qui surviennent comme suites éloignées des traumatismes du crâne, existent seules, précédent ou suivent les convulsions, ou alternent avec elles.

Elles sont, ainsi que l'ont montré MM. Charcot et Pitres, le résultat de lésions destructives de la partie corticale des hémisphères cérébraux au niveau de la zone motrice, et c'est surtout par l'étude de ces paralysies que l'on est arrivé à déterminer, par preuve indirecte, l'existence des localisations cérébrales, plus encore que par l'épilepsie partielle.

« Les lésions destructives de la zone motrice s'accompagnent toujours de paralysies permanentes et provoquent à la longue des contractures tardives des muscles paralysés et des dégénérations secondaires de la moelle épinière. Les paralysies d'origine corticale se montrent du côté du corps opposé

---

1. PITRES. — Sur quelques équivalents cliniques de l'épilepsie partielle ou Jacksonienne (*Rev. de Méd.*, 1888, p. 608 à 632).

à l'hémisphère sur lequel siège la lésion : leur distribution et leur extension sont en rapport direct avec la topographie et l'étendue en surface ou en profondeur des lésions qui leur ont donné naissance. » (Charcot et Pitres. — *Rev. de Méd.*, 1883, p. 425).

Elles peuvent présenter tous les degrés soit comme étendue, soit comme gravité, et par suite les types intermédiaires les plus variés, depuis la parésie légère, limitée à un groupe musculaire ou à un membre, jusqu'à l'hémiplégie totale suivie de contractures secondaires. On doit cependant remarquer qu'elles sont presque toujours localisées et constituées par des monoplégies qui peuvent être isolées ou associées. Nous les diviserons, avec MM. Charcot et Pitres, en quatre groupes principaux dans lesquels peuvent entrer toutes les formes sous lesquelles on les observe :

1° *Hémiplégies totales ;*

2° *Monoplégies associées ;*

3° *Monoplégies pures* ou *isolées ;*

4° *Contractures tardives et dégénérations secondaires de la moëlle.*

1° HÉMIPLÉGIES TOTALES

Les hémiplégies totales observées fréquemment à la suite de vastes foyers de ramollissement ou de tumeurs cérébrales sont plus rares dans les suites éloignées des traumatismes du crâne, car elles supposent des lésions très étendues de la zone corticale motrice ou du centre ovale.

Elles ont cependant été notées et nous en trouvons des exemples dans nos observations (Obs. XXIX, XXXIII, XXXIV, XXXIX, XLI, XLIV, LI), et on peut voir par la lecture de ces quelques faits que les lésions sont des plus variables.

Il y a des cas où on a pu suivre l'évolution du processus paralytique, et où il a été facile de constater une parésie d'abord limitée à un membre, gagner ensuite peu à peu l'autre membre et arriver à constituer d'abord une monoplégie associée et bientôt une hémiplégie complète. Le malade dont l'histoire est rapportée dans l'observation XXV s'aperçut en premier lieu qu'il traînait le pied droit en marchant, puis son bras droit fut pris à son tour et les symptômes paralytiques s'accentuèrent et gagnèrent bientôt toute la moitié droite du corps. L'observation que nous a communiquée M. le professeur agrégé Cassaët en est aussi un bel exemple (Obs. XXXII). Enfin dans l'observation L, où la trépanation fit découvrir un gliome, on a pu assister également à l'extension progressive de la paralysie.

Il nous semble superflu de dire que l'hémiplégie droite s'accompagne presque toujours d'aphasie motrice (Obs. VI, XV, XXXVIII, etc., etc), tandis qu'elle fait ordinairement défaut dans l'hémiplégie gauche. L'analyse des diverses observations publiées jusqu'à ce jour montre que l'hémiplégie totale s'observe toutes les fois :

1° Qu'une lésion unique atteint la totalité de la zone motrice;

2° Que plusieurs lésions occupent la plus grande partie des différents centres de cette zone.

2° Monoplégies associées

Les monoplégies peuvent être *isolées*, c'est-à-dire nettement limitées à un groupe musculaire, à un membre, mais le plus souvent elles sont *associées*[1] entre elles par suite de l'exten-

---

(1) C. de Boyer propose de se servir du mot *symplégie* pour désigner ces paralysies associées *Loco-citato* p. 119.

sion d'une lésion unique sur deux centres corticaux voisins, et cette extension des paralysies est un grand argument en faveur du siège cortical de la lésion. Nous savons en effet que les éléments nerveux qui président à la motilité de tout un côté du corps sont, au niveau de la surface corticale dissèminés sur une étendue assez considérable (zone motrice) tandis que dans l'intérieur du cerveau, les faisceaux nerveux convergent et occupent un très petit espace. Il en résulte nécessairement que de deux lésions de même étendue, celle qui siégera en un point où les fibres nerveuses sont réunies en faisceaux (capsule interne par exemple) produira des troubles plus étendus que celle qui se trouvera au niveau de la zone motrice corticale ; on peut en déduire aussi très logiquement que si des lésions de siège différent donnent naissance à des paralysies identiques, frappant les mêmes groupes musculaires, la lésion corticale est beaucoup plus étendue que la lésion centrale.

Les monoplégies associées les plus fréquemment observées sont les suivantes :

1° Monoplégie associée du bras et de la face (Obs. XLVII.)

2° Monoplégie associée du bras de la jambe (Obs. XXXIII).

3° Monoplégie associée de la face et la perte du langage.

4° Monoplégie associée du bras, du langage et de la face (Obs. XXXVII).

Le même raisonnement nous conduit à admettre que les monoplégies associées suivantes ne se produisent pas ou ne s'observent que d'une façon tout à fait exceptionnelle et sont alors le résultat de deux ou plusieurs lésions isolées.

1° La paralysie de la jambe et celle de la face.

2° La paralysie isolée de la jambe et la perte du langage.

Ces considérations ne sont pas seulement théoriques comme on serait tenté de le croire aujourd'hui que nous connaissons bien les fonctions de la zone motrice et les localisations cérébrales ; c'est au contraire leur constatation qui a conduit à la détermination des centres moteurs de l'écorce cérébrale. C. de Boyer a bien exposé cette question dans son mémoire ; et il a analysé pour chacun de ces cas un grand nombre d'observations d'où il a pu déduire les conclusions que nous avons indiquées, et qni ont été vérifiées et confirmées par tous les cliniciens et les anatomo-pathologistes. Nous avons pu enfin nous-même constater ce fait dans les observations que nous rapportons à la fin de ce travail et nous en avons indiqué précédemment quelques exemples.

3° Monoplégies pures ou isolées

De tous les troubles moteurs provoqués par des lésions destructives de l'écorce cérébrale au niveau de la zone motrice, les monoplégies isolées sont assurément le symptôme pour lequel on peut le plus facilement diagnostiquer le siège de la lésion. « Ces faits ont la valeur de véritables expériences pratiquées sur l'homme. De petits foyers de ramollissement très limités, détruisent tout aussi sûrement les fonctions des portions ramollies des circonvolutions que pourrait le faire le scalpel de l'expérimentateur. » (Charcot et Pitres)[1]. Ces conclusions, établies d'une façon indiscutable d'après de nombreuses observations, sont également vraies pour les lésions destructives qui surviennent à titre de complication éloignée des traumatismes du crâne, car nous constatons que toutes les fois que le clinicien s'est trouvé en

---

1. Charcot et Pitres. — *Loc. cit., in Rev. de médecine*, juin 1883, p. 41.

présence de monoplégies isolées, il a pu faire un diagnostic précis du siège de la lésion. Les observations d'aphasie (Broca), de monoplégie brachiale, IV, XX, XIII; de monoplégie crurale (obs. XXXIX), nous en fournissent des exemples, et on peut voir que dans ces divers cas, on a eu affaire à des lésions très variables dans leur nature : hémorrhagie intra-crânienne, enfoncement, dépression, esquille, épaississement osseux, abcès, kyste.

Enfin il y a des cas où les troubles paralytiques ont commencé par une monoplégie isolée, puis on a vu apparaître successivement une monoplégie associée, et enfin une hémiplégie totale (obs. XXV, XXXII).

A ces observations dans lesquelles une monoplégie isolée ou suivie plus tard d'hémiplégie, et où ce seul symptôme a conduit directement sur le siège de la lésion, nous pouvons joindre celle de Mac Ewen, qui est également très concluante (obs. XLI), car le chirurgien put dans ce cas particulier faire le diagnostic d'une lésion de la circonvolution de Broca alors que le traumatisme crânien ancien dont il existait encore des traces, avait porté à une certaine distance de ce point.

Les monoplégies isolées observées le plus fréquemment, sont les suivantes :

1° Monoplégie du bras;

2° Monoplégie de la jambe ;

3° Monoplégie de la face ;

4° Monoplégie des muscles du globe oculaire.

4° Contractures

La plupart du temps ces paralysies sont flasques, au moins au début où elles sont en réalité plutôt des parésies que de vraies paralysies, mais à mesure que la lésion destructive fait des progrès, il se fait en même temps des dégénérescences secondaires des faisceaux correspondants, de la moelle (cordons latéraux), et la contracture ne tarde pas à apparaître.

Nous savons, en effet, d'après les travaux de MM. Charcot et Pitres [1] que « si les lésions destructives, même très étendues de l'écorce des hémisphères cérébraux, ne déterminent pas de dégénération secondaire de la moelle lorsqu'elles siègent en dehors de la zone motrice corticale, les lésions destructives, même peu étendues, de l'écorce des hémisphères cérébraux donnent lieu à des dégénérations secondaires de la moelle lorsqu'elles siègent sur la zone motrice corticale. » D'où il résulte que les fibres nerveuses des cordons latéraux de la moelle sont en rapport plus immédiat avec les parties de l'écorce du cerveau qui sont affectées à la motricité qu'avec le reste des circonvolutions cérébrales.

Il s'agit dans ce cas de lésions graves, souvent irrémédiables mais qui cependant sont susceptibles parfois d'être améliorées par l'intervention chirurgicale. Les observations XXVIII et XXXIII dans lesquelles il s'agissait d'abcès cérébraux en sont un exemple.

Dans tous ces cas, les réflexes sont exagérées.

---

1. CHARCOT et PITRES. — « Des dégénérations secondaires de la moelle épinière dans les cas de lésions corticales du cerveau, *in Progrès médical*, 17 février 1877.

L'étude des *réactions électriques* ne fournit aucun renseignement précis dans les cas qui nous occupent. En thèse générale, on peut dire que: « *l'excitabilité électrique des nerfs et des muscles reste le plus souvent invariable*, aussi bien sous le rapport de la quantité que sous le rapport de la qualité, *dans les maladies cérébrales et spécialement dans les paralysies qui émanent du cerveau*. Cette règle souffre toute une série d'exceptions, que l'on peut aisément spécifier, mais qui n'ont pas d'importance pratique[1] ».

Munck (de Berlin), Goltz (de Strasbourg) ont également fait des recherches sur ce point. M. le professeur Bergonié, à qui nous en avons parlé, nous a dit que la question était encore loin d'être élucidée d'une façon définitive.

Nous n'avons indiqué jusqu'à présent que les symptômes moteurs fournis par des lésions existant dans la zone corticale motrice d'un seul hémisphère cérébral — et ce sont les cas les plus fréquents mais il existe aussi des faits — très exceptionnels il est vrai — dans lesquels la lésion siégeait entre les deux hémisphères, au niveau du lobule paracentral et donnait lieu à des phénomènes de *pseudo-paraplégie*.

Les *tremblements* et les *mouvements choréiformes* ont été aussi observés, mais ils sont très rares.

Symptômes Généraux

Les symptômes généraux qui avec les troubles sensitifs, sensoriels et intellectuels, accompagnent souvent les

---

(1) W. Erb. — Traité d'électrothérapie (Traduction Ad. Rueff). Paris, 1881, p. 307.

troubles moteurs que nous venons de décrire sont très variables dans leurs manifestations, dans leur intensité, dans leur durée et cela même en raison de la diversité des causes qui peuvent leur donner naissance. On conçoit en effet que l'on puisse, suivant le cas, observer tous les symptômes, non seulement de compression ou d'irritation, de congestion cérébrale, de méningo-encéphalite, d'hémorrhagie intra-crânienne, etc., etc., mais aussi de dégénérescence secondaire (contractures), etc. Aussi leur étude se confond-elle avec celle de ces diverses affections.

Un point important et sur lequel nous devons insister est le suivant : ils n'offrent rien de caractéristique, aucun d'eux pris isolément n'a de valeur pathognomonique, mais envisagés dans leur ensemble, ils constituent un faisceau de symptômes assez importants pour faire modifier le diagnostic et faire soupçonner des lésions auxquelles les symptômes moteurs seuls n'auraient pas fait songer. Leur recherche est plus particulièrement utile au point de vue du diagnostic des complications. Et dans ce cas, en effet, ils peuvent être soit une indication, soit au contraire une contre-indication à la trépanation.

III

DIAGNOSTIC

Le chirurgien qui se trouve en présence d'un malade pour lequel s'agite l'opportunité du trépan, a toujours un problème difficile à résoudre et souvent une énigme à deviner.

Seule l'étude attentive des symptômes peut nous éclairer sur l'existence, le siège topographique, le nombre et la nature des lésions locales, et par conséquent nous amener à un diagnostic dont l'importance n'est pas à démontrer. C'est là un point délicat, une question parfois très ardue et dont la solution est souvent très difficile, sinon impossible.

Cette étude a été bien faite par Byrom-Bramwell[1] et Seguin[2] et nous en trouvons un exposé fort complet dans l'excellente thèse de Decressac[3] ; nous nous permettrons de faire à ces auteurs de larges emprunts.

Avant d'entrer dans l'analyse minutieuse des divers symptômes que nous avons indiqués, nous devons — et c'est là un point de la plus haute importance — toutes les fois que

---

(1) BYROM-BRAMWELL. — On intra cranial tumors, London, 1889.

(2) SEGUIN. — Diagn. dans les affections chirurgicales cérébrales (*American journal*, août 1888.)

(3) DÉCRESSAC. — Th. Paris, 1890.

nous sommes en présence de troubles moteurs survenant plus ou moins longtemps après un traumatisme cranien, chercher à faire le diagnostic rétrospectif d'une fracture du crâne. La déformation de la calotte cranienne, la douleur localisée spontanée ou provoquée ; les relations entre les troubles observés et la lésion constatée, le bruit de « pot fêlé »[1] du côté de la blessure perçu par le malade lui-même ou par le médecin, etc., nous fourniront ainsi que nous le verrons, des renseignements précieux.

Nous étudierons dans ce chapitre les points suivants :

A. — *Existe-t-il une tumeur intra-cranienne ?*
B. — *Quel est son siège topographique ?*
C. — *Y a-t-il une ou plusieurs lésions ?*
D. — *Qu'elle est la nature de la lésion ?*

A. — EXISTE-T-IL UNE TUMEUR INTRA-CRANIENNE ?

Ce premier point est d'une importance capitale, car il existe un certain nombre d'affections présentant au cours de leur évolution des symptômes convulsifs ou paralytiques qui, au premier abord, pourraient faire croire à des troubles moteurs consécutifs à un traumatisme ancien du crâne. Nous allons passer en revue ces affections qui pourraient rendre une confusion possible, et dont les principales sont : *l'épilepsie essentielle, l'hystérie, le mal de Bright, le saturnisme, la méningite, l'hémorrhagie cérébrale.*

---

(1) Ce signe est indiqué par W. Keen (traduction du Docteur Rolland. — *Progrès Médical*, 1890, n° 15, p. 300).

1° *Épilepsie essentielle.* — L'épilepsie essentielle se présente sous des formes très diverses, convulsive, vertigineuse névralgique, psychopathique, etc., qui n'ont pas de caractères grossiers qui leur soient communs, car la brusquerie du paroxysme, la perte de connaissance ne sont pas plus indispensables que la convulsion. Le diagnostic est donc souvent difficile et nécessite la connaissance détaillée de toutes les formes (Ch. Féré) [1]. Néanmoins, si dans leurs formes frustes ou anormales, l'épilepsie partielle et l'épilepsie vraie présentent de grandes difficultés de diagnostic, il faut bien reconnaître que dans les cas ordinaires, il est assez facile de les distinguer.

L'épilepsie essentielle est une maladie chronique, caractérisée par des attaques convulsives, des vertiges, des absences, qui frappent l'individu d'une façon irrégulière, au milieu de la santé, souvent en apparence la plus parfaite. « C'est bien une maladie et non pas un symptôme...; confirmée, elle se traduit par des caractères spéciaux et imprime à l'intelligence une tournure particulière. » [2] (Aug. Voisin).

Souvent héréditaire et se développant chez des enfants dont les parents présentent une tare névropathique (épilepsie, hystérie, état nerveux, migraine (Nothnagel), elle se manifeste de bonne heure par de grandes attaques (*haut-mal*) ou plus fréquemment sous des formes plus légères en apparence (*petit mal*), mais au fond plus caractéristiques que les grandes attaques convulsives. Ce sont, le plus souvent, des vertiges, des absences avec pâleur subite de la face, qui durent à peine quelques secondes ; quelquefois l'enfant tombe

---

(1) Ch. Féré. — *Les Épilepsies et les épileptiques* (Paris, 1890, p. 318).
(2) A. Voisin. — In Dict. de Méd. et Chir. pratiques, tome XIII, p. 581.

et se heurte contre les objets qui se trouvent sur son passage;
on attribue longtemps ces accidents à la maladresse, jusqu'à
ce qu'un jour éclate une attaque d'épilepsie bien franche qui
en démontre la véritable signification (West). — D'autrefois
l'épilepsie se manifeste par une émission involontaire d'urine
pendant la nuit; une bizarrerie d'allures, une fixité subite
du regard avec marmottement de paroles indistinctes qui
cesse dès qu'on interpelle l'enfant un peu vivement; d'autres
fois, enfin, ce seront des mouvements convulsifs limités,
des tics, entre autres le tic de Salaam, qui doivent faire
soupçonner l'épilepsie et annoncer les grandes attaques.

L'accès d'épilepsie vraie est quelquefois précédé d'une
aura, mais le plus souvent le malade pousse un cri et tombe,
foudroyé pour ainsi dire au milieu de la santé en apparence
la plus parfaite; la perte de connaissance est immédiate et le
malade tombe là où il se trouve sans avoir le temps de se
protéger et d'appeler à son secours; aussi n'est-il pas rare
de voir les épileptiques porter sur la face ou sur le corps des
cicatrices nombreuses, des traces de brûlures, etc., vestiges
indélébiles de leurs chûtes.

La sensibilité générale et spéciale est abolie, et les convulsions toniques et cloniques se généralisent d'emblée; les
yeux sont portés en haut; les cornées sont cachées derrière
les paupières supérieures, et les muscles péribuccaux tiraillent
la bouche de façon à lui donner une expression de laideur
indicible; les dents fortement serrées les unes contre les
autres, mordent souvent la langue ou la muqueuse des
joues; la tête est portée en arrière ou sur le côté, ou en
avant; les membres supérieurs et inférieurs sont dans la
flexion, quelquefois dans l'extension; le pouce est fortement fléchi dans la paume de la main; les pupilles sont
immobiles, le plus souvent dilatées; la face pâle au début de

l'attaque, devient violacée ; une écume parfois mêlée de sang s'échappe de la bouche et est rejetée avec force ; la respiration est râlante, stertoreuse. C'est alors que se produisent pendant que l'état tétanique est intense et l'asphyxie profonde des phénomènes involontaires : émission de l'urine et des fèces, éjaculation, vomissements, etc.

On note enfin pendant l'accès une élévation de température sensible, surtout quand le malade est en état de mal (38° à 41°).

Le nombre des pulsations et des mouvements respiratoires est diminué pendant la période tonique et augmenté pendant la période clonique.

L'attaque type se termine après une durée variable p   du stertor, du ronflement trachéal et s'accompagne d'une sueur profuse et d'une haleine fétide.

A son réveil, l'épileptique a une physionomie hébétée et n'a conservé aucun souvenir des premiers phénomènes de son attaque ; il est fatigué, se plaint de courbature et se laisse aller au sommeil.

Il n'est pas rare d'observer après les attaques des troubles moteurs ordinairement passagers, mais quelquefois aussi définitifs, des troubles intellectuels et mentaux graves, de la manie, de la démence, de l'idiotie qui font de l'épileptique un individu rancunier, haineux, indisciplinable, poltron, et souvent dangereux et criminel.

Tels sont, en résumé, les traits qui caractérisent l'épilepsie vulgaire et permettent de la différencier de l'épilepsie partielle.

Ajoutons, en terminant, que l'épilepsie partielle est, le plus souvent, une affection de l'âge adulte ; son origine est le plus habituellement connue, et ses manifestations primitivement localisées, ne se généralisent que secondairement.

Nous savons bien que quelques auteurs et parmi eux M. Ch. Feré[1] admettent que : « entre l'épilepsie parcellaire et l'épilepsie générale d'emblée, il existe des intermédiaires innombrables, mais pas de différence essentielle »; mais si nous pensons avec eux que les malades atteints d'épilepsie partielle présentent souvent d'autres troubles comitiaux qui ne diffèrent en rien de ceux que l'on retrouve chez les épileptiques vulgaires : crises phsychiques à forme extatique (Fournier), alternatives d'attaques d'épilepsie vulgaire, de crises d'épilepsie partielle sans perte de connaissance, et de crises douloureuses (Buzzard), alternatives de crises d'épilepsie partielle et d'impulsions irrésistibles et violentes (Ch. Feré, Fournier[2]), hallucinations, etc., nous croyons cependant que la coïncidence des phénomènes propres à l'épilepsie partielle et des lésions corticales est assez constante pour que l'existence des convulsions partielles doive faire penser à une lésion corticale.

On devra en outre toujours songer aux épilepsies causées par une irritation transmise au centre excito-moteur par un nerf centripète, c'est-à-dire aux épilepsies réflexes ou sympathiques bien étudiées par Brown-Séquard; elles succèdent, on le sait, à la section ou à l'irritation des filets nerveux.

Peuvent aussi provoquer des attaques épileptiformes :

L'évolution dentaire, la carie des dents (Foville, Trousseau), la coexistence d'une maladie de l'oreille (Hamilton 1878);

---

(1) Ch. Feré. — *Loc. cit.* p. 13.
(2) Un de nos malades a présenté les mêmes symptômes. Obs. xxiii.

dans ce dernier cas plus particulièrement, les accès « pré-
» sentent toutes les variétés de forme de l'épilepsie pure,
» avec ou sans chute, avec ou sans aura. » (Boucheron, 1885).

Il en est de même à la suite des irritations des fibres cen-
tripètes du grand sympathique ; dans cette catégorie on range :
l'usage de certains aliments même les plus sains, les indiges-
tions, les corps étrangers des voies digestives (crayon d'ardoise
Gowers), les affections chroniques de l'estomac, les parasites
intestinaux (tœnia, ascarides, larves de mouches) ; les con-
crétions biliaires, les lavages de la plèvre, etc.

Les attaques épileptiformes peuvent encore être provoquées par une stimulation dérivant des organes génito-uri-
naires : menstruation difficile ou brusquement arrêtée,
affections utérines (Delasiauve), (L. Tait 1869), Terrillon
(1881), rapports sexuels, onanisme ; par les excitations fonc-
tionnelles dynamiques : contrariété, colère, peur, etc.

Enfin les épilepsies toxiques ne seront pas oubliées :
syphilis, impaludisme (Dumas de Montpellier); ciguë (Wepfer);
ergot de seigle, etc. et surtout l'alcool (Legrand du Saulle,
Macé, Magnan), fièvres éruptives et plus particulièrement la
scarlatine (Gower, Feré) ; enfin à la suite du choléra (Delasiauve).

2° Hystérie

L'hystérie est une véritable affection *sine materia*, une
névrose qui est susceptible de simuler toutes les maladies,
ainsi que l'ont montré les auteurs qui l'ont étudiée : c'est un
vrai Protée de la pathologie.

L'attaque hystérique peut en particulier reproduire dans
quelques cas avec une exactitude à peu près parfaite le tableau

de l'épilepsie Jacksonnienne, soit à forme hémiplégique, soit à forme circonscrite ou monoplégique, surtout lorsque les accès se montrent par série et constituent un véritable *état de mal*[1].

Nous empruntons à M. le professeur Pitres[2] le résumé des caractè cliniques de l'hystérie :

L'hystérie est une névrose dont les accidents très variés ont pour caractères communs :

1° De ne pas être sous la dépendance directe de lésions organiques;

2° De pouvoir être provoqués, modifiés ou supprimés par des manœuvres externes ou par des causes purement psychiques;

3° De coexister en nombre variable;

4° De se succéder sous différentes formes et à différentes époques chez les mêmes sujets;

5° De ne pas retentir gravement sur la nutrition générale et sur l'état mental des malades qui en sont atteints.

Tels sont les caractères principaux de l'hystérie, mais l'examen attentif du malade répété à plusieurs reprises, ses antécédents héréditaires et personnels, son âge, la description exacte des attaques, son état dans l'intervalle des attaques sont toujours indispensables pour affirmer un

---

(1) M. Ballet a présenté à la Société Médicale des hôpitaux (séance du 3 juillet 1891) une jeune fille atteinte *d'épilepsie Jacksonnienne d'origine hystérique* limitée au côté gauche de la face. La malade a deux zones hystérogènes, l'une sur la tête, l'autre au-dessous du sein, dont la pression réveille les attaques; elle ne perd pas connaissance au cours de l'accès, mais présente souvent à la suite un état somnambulique pendant lequel elle est suggestible; elle a eu deux cents attaques en trois jours; les urines ont les caractères hystériques; pas d'élévation de température pendant les accès, ni de paralysie à la suite.

(2) Pitres. — Lec. clin. sur l'hystérie et l'hypnotisme, 1891, tome I, p. 11.

diagnostic qui reste quelquefois encore hésitant malgré ces recherches. Il y a, en effet, des cas où le tableau clinique présente de telles analogies, qu'entre les convulsions épileptiformes et l'hystérie, la ressemblance est absolue. Nous invoquons à l'appui de cette assertion les incertitudes de MM. Charcot[1], Legrand du Saulle, Luys, Delasiauve, G. Ballet, etc, à propos d'une jeune fille qui eût huit mille accès en vingt jours environ, qui passa d'abord pour une épileptique partielle et fut enfin considérée comme une simple hystéroépileptique. C'est là un point qui a été bien étudié par MM. G. Ballet et G. Crespin[2] dans les *Archives de Neurologie* (1884).

Quelques symptômes cependant pourront permettre, lorsqu'on les observera, d'éviter la confusion dans les cas douteux.

L'absence d'hyperthermie, de paralysie des membres convulsés, de coïncidence de la douleur avec le siège du trauma; la forme des anesthésies, la survie après un nombre considérable d'accès, les battements des paupières, les mouvements ondulatoires du ventre, les anesthésies cutanées, les hallucinations, le délire, les convulsions cloniques, la présence de zones hystérogènes, le rétrécissement du champ visuel, l'effet presque toujours positif de la compression des ovaires, l'inefficacité du bromure de potassium, la diminution de tous les excreta urinaires et plus particulièrement de l'urée et de l'acide phosphorique[3], etc., etc., sont autant de

---

(1) Séance de la Soc. de Psychologie, 25 juin 1883.

(2) G. Ballet et G. Crespin. — Des attaques d'hystérie à forme d'épilepsie partielle. — *Arch. de Neur*, nos 23 et 24. 1881.

(3) Gilles de la Tourette et Cathelineau. — *La nutrition dans l'hystérie*, Paris, 1890.

signes qui, pris isolément, n'ont pas une valeur absolue,
mais qui par leur ensemble constituent un faisceau de symptômes suffisant pour éclairer le diagnostic et faire affirmer la
nature hystérique des accidents.

Enfin, toutes les fois que l'on aura affaire à un sujet névropathique, il faudra songer à l'hystéro-traumatisme, dont les
monoplégies sont ordinairement moins brusques.

3° Urémie

L'urémie qui survient au cours du mal de Bright provoque
parfois des symptômes convulsifs et paralytiques analogues
à ceux de la compression cérébrale, mais un examen complet
permettra de les rapporter à leur véritable cause. On devra
rechercher avec soin :

a. La quantité de l'urine émise par vingt quatre heures, ses
caractères physiques, son poids spécifique; la présence d'albumine et de cylindres;

b. L'état du cœur (hypertrophie du ventricule gauche) et
des vaisseaux (athérome), le tracé sphygmographique;

c. Les lésions de la rétinite albuminurique (taches blanches).

d. La céphalalgie moins intense et siégeant plus particulièrement dans la région occipitale;

e. L'âge avancé, les antécédents alcooliques et, en un
mot, toutes les causes de l'artèrio-sclérose;

L'absence de traumatisme crânien antérieur et la constatation des divers signes particuliers que nous venons d'indiquer, éclaireront le diagnostic.

4° Saturnisme

En présence d'un malade qui, par sa profession, est exposé au saturnisme, il faudra rechercher l'ensemble des symptômes par lesquels se manifeste cette intoxication.

Les commémoratifs (accidents saturnins antérieurs), les coliques, la constipation opiniâtre, l'anémie, la paralysie des extenseurs du poignet, le liseré gingival de Burton, et la présence du plomb dans l'urine permettront de faire le diagnostic dans les cas où l'intoxication saturnine semblerait se manifester par des accidents analogues à ceux que peut provoquer un traumatisme crânien.

5° Méningite et Méningo-encéphalite

Le diagnostic est difficile pour deux raisons : *a.* La méningo-encéphalite peut exister sous forme de plaques limitées, et donner naissance dans ce cas à tous les signes d'une tumeur cérébrale ; — *b.* Cette affection peut n'être qu'une complication d'un traumatisme ancien, avec lequel elle ne semble, en apparence du moins, n'avoir aucune relation.

Mais ces réserves faites, il sera dans la plupart des cas facile de se prononcer, car si la céphalalgie, les vomissements, la névrite optique double, les convulsions locales ou généralisées, parfois les paralysies partielles sont communes aux deux affections ; le jeune âge, le début brusque, la marche régulière (stade d'excitation, puis stade de dépression), la durée moins longue (six semaines au maximum, d'après

Hilton l'aggc), l'élévation de la température, les caractères du pouls d'abord fréquent, puis lent et irrégulier; le délire, les hallucinations, la constipation, la raideur des muscles de la nuque, l'injection des conjonctives, le grincement des dents, le mâchonnement, la photophobie, la névrite moins intense, la céphalalgie plus diffuse et surtout la constatation de tubercules dans la choroïde (de Graefe) formeront un ensemble de signes suffisant pour affirmer la méningite ou la méningo-encéphalite aiguë ou tuberculeuse.

6° Hémorrhagie cérébrale

Dans l'hémorrhagie cérébrale, l'âge avancé, l'absence de tout symptôme cérébral antérieur, la rareté de la névrite double optique, la forme ordinairement hémiplégique, l'artério-sclérose, etc., sont des caractères assez significatifs.

B. — Quel est son siège topographique ?

Si l'étude des symptômes et leur analyse attentive nous ont conduit à écarter certaines affections et à admettre l'existence d'une tumeur cérébrale, nous devons chercher à compléter notre diagnostic en essayant de déterminer le point exact du siège de la lésion.

Les données de l'anatomie pathologique, et les notions fournies par les localisations cérébrales, aideront puissamment à rendre un diagnostic du siège à peu près parfait, au moins dans les cas où la lésion est unique et bien localisée.

Nous savons, en effet, que l'écorce cérébrale peut être divisée au point de vue de ses fonctions en trois zones distinctes :

1° *Région motrice*, que nous avons étudiée en détail dans un chapitre précédent ;

2° *Région sensitive* ;

3° *Région intellectuelle ou psychique*.

Nous allons indiquer en quelques mots les notions qu'il est nécessaire d'avoir sur ces deux dernières zones, dont les fonctions sont beaucoup moins connues que celles de la première.

Région sensitive. — Ses limites ne sont pas encore bien déterminées d'une façon définitive ; néanmoins, la plupart des auteurs s'accordent pour dire qu'elle occupe les circonvolutions occipitales. Pour Nothnagel, il faut comprendre dans cette zone les deux circonvolutions pariétale supérieure et pariétale inférieure. Enfin, Ballet [1] y fait entrer le lobe temporal et les deux circonvolutions frontale ascendante et frontale descendante : il admet aussi une zone mixte, *zone sensitivo-motrice*.

On a essayé de déterminer dans la zone sensitive des centres spéciaux, mais ces notions sont encore loin d'être parfaitement établies ; on admet cependant aujourd'hui les trois suivants :

1° Le *Centre de la surdité verbale* (VIII) [2], qui se trouve situé à la partie moyenne de la première circonvolution temporale, au-dessous du lobule de l'insula ;

2° Le *Centre de la cécité verbale* (VI), qui occupe la circonvolution pariétale inférieure, avec ou sans participation du

---

(1) BALLET. — Th. Paris, 1881.
(2) Ces chiffres romains se rapportent à la fig. I, p. 17.

pli courbe et de la première circonvolution temporale
(Charcot).

3° Le *Centre de l'hémianopsie* (VII), qui est situé également
dans la circonvolution pariétale inférieure, au voisinage du
pli courbe, ce qui nous explique la coïncidence, observée
parfois, de la cécité verbale et de l'hémianopsie. — Quelques
auteurs placent le centre de l'hémianopsie dans la région du
cuneus?

Région intellectuelle ou psychique. — Elle occupe la plus
grande partie du lobe frontal, et plus spécialement la première circonvolution frontale toute entière et les deux tiers
antérieurs de la deuxième et de la troisième.

Nous avons vu (p. 20) que le centre de l'agraphie (I) se
trouve sur le pied de la deuxième frontale.

On comprend facilement toute l'importance que peuvent
avoir ces connaissances pour déterminer dans certains cas
soit l'augmentation de volume et l'étendue de la lésion, lorsqu'ayant pris naissance dans la zone motrice elle arrive à la
dépasser; — soit, au contraire, lorsque, née en dehors de
cette dernière zone, la lésion commence à l'envahir; — mais
malheureusement les fonctions des régions sensitives et intellectuelles sont loin d'être aussi bien établies que celles de la
région motrice.

Toutefois, on ne devra pas négliger de tenir compte de ces
notions dans l'appréciation des symptômes et la formule du
diagnostic.

Il serait également très utile de pouvoir déterminer si la
lésion est corticale ou sous-corticale, mais ici encore les
recherches n'ont pas fourni des résultats bien précis, car les

divers auteurs [1] qui se sont occupés de la question sont arrivés à des solutions qui sont loin d'être identiques.

Dans ces conditions, nous nous bornerons à rappeler les conclusions de Seguin, qui prétend que l'on peut se baser sur les règles suivantes, sans toutefois y ajouter une confiance absolue :

1° *Lésion corticale ou épicorticale.*— Spasme clonique localisé; attaques épileptiformes débutant par des convulsions localisées et suivies de paralysies, présence de douleur locale et de sensibilité à la pression ; température plus élevée.

2° *Lésion subcorticale.* — Paralysie locale ou de la moitié du corps, suivies de convulsions toniques, peu de céphalalgie, pas de sensibilité à la pression, température locale normale.

C. — Y A-T-IL UNE OU PLUSIEURS LÉSIONS?

Seules des convulsions localisées, ou une monoplégie pure ou associée pourront faire songer à une lésion *unique* bien limitée à un point de la zone motrice, mais toutes les fois que les symptômes ne se présenteront pas avec cette netteté, le diagnostic du nombre des lésions deviendra très difficile.

On conçoit, en effet, en s'appuyant sur les localisations cérébrales, que si les symptômes observés répondent à la

---

(1) Consulter sur ce sujet les travaux de : Putnam, *Boston med. and. surg. Journal,* Juillet 1871 ; Fr. Frank; Beevor; Gowers ; Nothnagel ; Bernhardt ; Osler; Mills (et Lloyd) *Journ. of. Améric. Assoc.,* 6 octobre 1888; Bouveret; Eparvier, Hughlings Jackson ; Seguin, *American Journ.,* août 1888; Pitres; Allen Starr, *Med. News,* 12 janvier 1889.

lésion de plusieurs centres, soit du même côté soit des deux côtés du corps, on doive songer à des lésions multiples, car on comprend aisément que des lésions isolées, multiples, siégeant en divers points de l'encéphale, puissent, agissant chacune pour son propre compte, donner naissance à des combinaisons symptomatologiques variées et nombreuses. Dans ces conditions particulières, le tableau clinique présenté par le malade ne permet guère d'arriver à un diagnostic ferme, précis, à cause même de la complexité des symptômes qui rend fort délicat le travail qui consiste à attribuer à chaque lésion la part qui lui revient. Cette partie du diagnostic est encore rendue plus difficile à élucider par la fréquence des monoplégies associées dues, ainsi que nous l'avons vu, à ce que les centres étant groupés autour d'un espace assez limité, il est facile de comprendre que bien rarement une lésion n'agira que sur un seul d'entre eux, et que presque toujours l'association de deux ou trois monoplégies formera une véritable hémiplégie incomplète : une lésion unique mais étendue peut donc produire les mêmes symptômes que plusieurs lésions ; des signes observés des deux côtés du corps peuvent correspondre soit à des lésions des deux hémisphères soit à une lésion située sur la ligne médiane, au niveau de la faux du cerveau, et intéressant à la fois les deux hémisphères.

D. — QUELLE EST LA NATURE DE LA TUMEUR ?

Les troubles moteurs qui sont susceptibles de succéder à un traumatisme ancien du crâne peuvent être produits par des lésions très variables ; dans le chapitre que nous avons consacré à l'anatomie pathologique, nous avons étudié ces diverses

lésions et nous devons maintenant rechercher quels sont les
caractères cliniques qui nous permettront de les distinguer
les unes des autres, car indépendamment de leurs symptômes
communs qui sont ceux de toutes les tumeurs cérébrales elles
présentent des caractères particuliers qui sont propres à chacune d'elles.

1° Lésions osseuses : esquilles, enfoncements, exostoses, cals vicieux, pincement des méninges, etc.

Les commémoratifs fournis par le malade qui ordinairement n'a pas perdu la notion du traumatisme antérieur; la
présence d'une cicatrice ancienne, adhérente au niveau du
point où a porté le traumatisme; la déformation de la calotte
cranienne, un enfoncement, une dépression ou une saillie
anormale, le bruit de pot fêlé, la douleur localisée, spontanée
ou produite par la pression, qui peut, dans certains cas,
provoquer une crise épileptiforme; les relations entre les
troubles observés et la lésion constatée appréciées d'après
nos connaissances topographiques cérébrales permettront dans quelques cas de faire un diagnostic précis mais qui
néanmoins restera souvent encore incomplet. Il peut arriver,
en effet, qu'après un traumatisme insuffisant pour rompre la
voûte cranienne un fragment de la table interne se soit
implanté dans le cerveau et donne lieu à des symptômes
d'excitation de la partie lésée.

Nous ne croyons pas qu'il soit possible d'apprécier cliniquement le pincement de la dure-mère entre les fragments
de la fracture ; car nous ne pensons pas qu'il existe de signe
particulier qui permette même de faire soupçonner la lésion.

Dans les deux cas que nous avons observés, dans le service de M. le professeur Lanelongue, les malades n'ont présenté rien de spécial à ce point de vue.

2° Lésions hémorrhagiques. - Épanchements sanguins
intra-craniens périphériques

Le foyer hémorrhagique intra-cranien que l'on observe au cours des suites éloignées des traumatismes du crâne, ne présente par lui-même aucun signe pathognomonique, aussi faudra-t-il toujours chercher à se rendre compte exactement des symptômes qu'a présentés le malade au moment même du traumatisme ou dans les jours suivants.

« L'épanchement sanguin, soit entre la dure-mère et les os, soit entre la dure-mère et la substance grise cérébrale, a très rarement des symptômes qui lui soient propres et qui permettent nettement d'établir le diagnostic. » Gosselin, *Clin. chir. de la Charité*, 1879, 3° édit , tome I, p. 256 et 266.

On sait, en effet, que les troubles moteurs qui succèdent à une hémorrhagie intra-cranienne, ne surviennent que quelques heures après l'accident; en outre, la quantité de sang épanché se trouvant proportionnelle à la grandeur de la plaie vasculaire et au calibre du vaisseau lésé, il en résulte que l'apparition des symptômes et leur aggravation sera progressive et suivra une marche parallèle à l'augmentation du foyer hémorrhagique. Ce caractère distingue ces lésions de celles produites par une esquille, une dépression, un corps étranger, où les accidents sont instantanés et où ils arrivent d'emblée à leur plus haute période, sauf complication ultérieure. Ce sont là des commémoratifs importants et sur lesquels on devra attirer toute l'attention du malade.

Notons enfin que les épanchements intra-craniens peuvent ne se traduire uniquement que lorsqu'ils sont assez étendus pour produire la compression cérébrale; aussi, un grand nombre d'épanchements passent-ils inaperçus.

Il sera, en outre, utile de faire le diagnostic rétrospectif du siège de l'hémorrhagie intra-cranienne dont chaque variété présente quelques signes particuliers.

1° Epanchements extra-duro-meriens sans sulution de continuité des parties molles.

Signes locaux. — *Œdème diffus* de la région avec sensation d'empâtement mou bien différente de cette sensation limitée, cupiliforme, que l'on perçoit dans le cas de contusion de ces mêmes parties; *douleur diffuse*, étendue à toute la région, mais plus vive en un point limité où la pression même légère fait crier le malade et le réveille de sa torpeur; — *ecchymose franche* ou *teinte ecchymotique diffuse* apparaissant quelques heures après l'accident, tantôt dans la région mastoïdienne, tantôt au voisinage de l'apophyse zygomatique ou plus exactement dans les parties déclives de la région temporo-pariétale et de la région mastoïdienne (G. Marchant); quelquefois, *dilatation pupillaire* du côté de l'épanchement.

Signes généraux. — Ce sont ceux de toutes les compressions cérébrales : *stertor, coma, hémiplégie,* caractères du *pouls,* de la *respiration, sensibilité de la cornée* (Duret : Etude expérimentale sur les traumatismes cérébraux, p. 285), *trismus,* etc.

2° Epanchements extra-duremériens avec plaie des parties molles.

Dans ce cas, le diagnostic est ordinairement facile, car le chirurgien a sous les yeux la solution de continuité osseuse, et peut constater directement à travers l'écartement des fragments la filtration du sang ou la présence du caillot; mais il lui sera souvent impossible de préciser exactement quelle est la branche (antérieure ou postérieure) de l'artère méningée qui a été lésée.

3° Epanchements extra-duremériens dus à des lésions des sinus.

Les observations de Chassaignac (*Soc. Anat.*, 1864) et de Petit (*Soc. Anat.*, 1865) ont montré que ce point de diagnostic n'était pas impossible. On s'appuiera plus particulièrement sur le *siège* de la fracture (occipital : sinus latéraux et pressoir d'Hérophile; — pariétaux : sinus longitudinal supérieur); — et sur ce fait que l'hémorrhagie et l'épanchement ne se *produisent qu'après avoir retiré* l'instrument perforant.

4° Diagnostic des autres variétés d'épanchements sanguins intra-craniens. — Epanchements intra duremeriens, piemeriens, interstitiels ou ventriculaires.

Ce diagnostic est cliniquement impossible (G. Marchant), malgré l'opinion de Follin et Duplay (tome III, p. 521), car en dehors des symptômes généraux de compression cérébrale, il n'est pas possible de leur décrire des caractères spéciaux.

Nous n'insisterons pas sur la difficulté qu'il y a à reconnaître s'il s'agit d'une hémorrhagie simple ou accompagnée de contusion ou de lacération du cerveau ; l'intervalle de lucidité qui existe entre le moment où s'est produite l'apparition des symptômes et le siège du choc seraient en faveur de l'hémorrhagie simple. On devra toutefois se garder d'être très affirmatif, car les erreurs sont fréquentes (Hutchinson).

La méningo-encéphalite qui survient au bout de quelques jours après le traumatisme cranien pourrait être aussi la source d'erreurs ; nous verrons plus loin les caractères qui lui sont propres.

3· Lésions inflammatoires.

a. Méningo-encéphalite. — Nous ne comprendrons pas dans ce paragraphe les accidents inflammatoires infectieux produits par les traumatismes et que caractérisent la précocité de leur apparition, l'élévation de la température, la fréquence du pouls et tous les symptômes de la méningo-encéphalite aiguë ; mais plus particulièrement les lésions plus chroniques, aboutissant à la formation lente d'un abcès intracranien ou à la production d'un tissu cicatriciel.

La méningo-encéphalite peut survenir plus de trois semaines après l'accident surtout dans les cas où elle reste localisée ; elle peut alors être séparée du traumatisme par une période de santé en apparence parfaite, et ne donner lieu pendant tout ce temps, à aucun symptôme. A sa période d'état, elle se caractérise par des troubles moteurs sensitifs ou sensoriels en rapport avec son étendue et son siège et qu'il est bien difficile de rapporter à une lésion précise ; ordinairement, elle aboutit à la formation d'un abcès dont les caractères sont alors plus nets.

b. Abcès. — Les abcès traumatiques [1] dont nous avons indiqué l'étiologie, et dont la cause première est toujours l'infection (Mac Ewen) siègent en des points variables.

Les abcès cérébraux dont nous devons une bonne étude symptomatique à Von Bergmann [2] se manifestent de la façon suivante :

a. — *Signes de suppuration* qui surviennent soit quelques jours après le traumatisme, soit lorsque la plaie est complètement guérie, après plusieurs mois de bonne santé constituant une *période trompeuse* sur l'importance de laquelle ont insisté tous les auteurs.

Ordinairement, la température s'élève (Barker) [3]; quelquefois elle s'abaisse (Nancrède) [4]; de sorte que l'on n'est pas d'accord sur les renseignements donnés par la thermométrie clinique, et qu'on ne peut guère s'appuyer sur les données qu'elle fournit; il en est de même pour la température locale. Le pouls est ordinairement ralenti, et ce ralentissement s'exagérerait par les poussées fébriles. (Bergmann.)

Enfin, l'analyse des urines révèle, d'après Sommerville [5],

---

(1) Broca et Sebileau ont rangé sous trois chefs distincts les abcès cérébraux : 1° Abcès de cause générale ; 2° abcès dus à un traumatisme ; 3° abcès produits par des suppurations des os du crâne, et en particulier de l'oreille moyenne. (*Gazette des Hôpitaux*, 1888, n° 91). Nous ne nous occupons ici que des abcès traumatiques.

(2) Von Bergmann. Abcès cérébral. med. press. and circ. London. 1887.

(3) Barker. — Trépanation pour abcès cérébraux, *Proc. Roy. Méd. and. chir. soc.*, London, 1885, 48, p. 317 ; — Abcès du cerveau, *Lancet*, 11 juin 1887.

(4) Nancrède. — Progrès de la chirurgie du cerveau, *Méd. News*, 28 janvier 1888.

(1) Sommerville.—Analyse d'urine dans les abcès cérébraux. Lancet, 17 Sept 1887.

une diminution des chlorures, avec augmentation des phos-
phates. La composition des urines ne tarde pas à redevenir
normale après l'ouverture du foyer purulent.

b. Signes de compression qui consistent en troubles de
l'intelligence, délire à voix basse, convulsions, paralysies,
coma.

c. Signes de foyer, indiquant le siège même de l'abcès.
Ces symptômes de localisation n'apparaissent évidemment
que lorsque l'abcès siège dans la zone psycho-motrice, ou
dans les cas où l'abcès, ayant pris naissance dans la zone
latente, gagne en étendue et arrive à intéresser les régions
motrices.

Si, tout en recherchant ces symptômes, nous tenons
compte des soins qui ont été donnés après l'accident, de l'antisepsie qui aura été faite, de la longueur plus ou moins
grande de la période silencieuse, nous pourrons distinguer
l'abcès cérébral de la méningite dont les symptômes sont
plus diffus et ne sont pas habituellement précédés de la
période trompeuse de calme.

On s'appuiera sur le siège du traumatisme et surtout sur
les localisations cérébrales, pour une intervention chirurgicale toujours indispensable, puisque le pus doit être évacué
quelque soit l'endroit où il se trouve.

Enfin, dans les cas douteux, lorsque la vie du malade est
sérieusement en danger, on sera autorisé, en s'entourant de
toutes les précautions antiseptiques, à faire une trépanation
exploratrice, et qui pourra devenir curative par la suite. Elle
permettra, en effet, de constater un signe déjà indiqué par
Pott, Ruhter, Kern, Langenbeck, Hasse, et sur lequel Roser,
puis Braun, ont de nouveau attiré l'attention : *l'absence de
pulsations cérébrales après l'ablation de la rondelle osseuse.*
Ce signe, nous le savons, n'a pas une valeur pathognomo-

nique absolue, mais sa constatation n'en conserve pas moins une grande importance, ainsi que le fait remarquer Braun [1].

c *Modifications de structure.* — Ce sont encore des résultats des lésions inflammatoires et dont les symptômes sont sous la dépendance immédiate du siège et de l'étendue de la lésion. On ne pourra guère que les soupçonner parce que aucun signe ne permet de les caractériser d'une façon précise. (Obs. XLII, XLIII).

4° Corps Etrangers

Si le diagnostic en est facile aussitôt après l'accident, il n'en est pas de même lorsque après une tolérance parfois très longue (dix ans dans l'observation de Dupuytren, obs. XLIV), il faut alors s'en rapporter aux commémoratifs fournis par le malade et aux symptômes que l'on constate. Les corps étrangers s'accompagnant souvent de méningo-encépalite ou d'abcès cérébraux, on conçoit combien il est difficile de faire le diagnostic, à moins que le corps étranger ne soit assez superficiel pour être perçu à la palpation.

5° Tumeurs

Les signes que présentent les tumeurs sont ceux que nous avons indiqués dans notre description générale. car, on le sait, nous avons admis que les lésions que nous retrouvons agissaient sur le cerveau à la façon d'une tumeur, au sens général du mot, sans rien préjuger de sa nature.

Nous savons en outre que si le nombre des tumeurs céré-

---

[1] Braun. — *Archiv. für Klin chir.* XXI, fasc. 2, p. 852, 1877.

brales est assez considérable[1] et leur nature très variable, il
est assez rare de les observer à la suite d'un traumatisme, ou
tout au moins de pouvoir trouver une relation entre la tumeur
et le traumatisme.

Dans les quelques cas que nous rapportons à la fin de ce
travail, il s'agit de *kystes* sur la nature desquels nous ne
sommes guère fixés, sauf pour les cas de Horsley (obs. XLVI)
et de Winkler et Guldernamm (obs. XLIX) où la lésion était
un kyste hematique. Dans l'observation de H. Bennet, c'était
un *gliome* (obs. L), et enfin dans le cas publié par H. Keen
(obs. LI), la tumeur était un *fibrome.*

Le diagnostic de tumeur cérébrale sera fait par l'étude des
symptômes sur lesquels nous avons longuement insisté; le
siège de la tumeur pourra être diagnostiqué dans le cas où
elle occupe la région motrice : l'augmentation de volume, la
marche se caractériseront par l'extension des troubles moteurs
(monoplégies associées, hémiplégies) et par l'apparition des
troubles sensitifs, sensoriels ou intellectuels. Quant à la
nature de la tumeur, nous ne croyons pas que le diagnostic
puisse être fait, il ne peut être que soupçonné dans la plupart
des cas, sauf dans ceux où le traitement anti-syphilitique, qui
doit toujours être essayé, donne des résultats positifs.

(1. Hur-White prétend qu'on en trouve 1 sur 49 autopsies; il est vrai qu'il s'agit
de tumeurs siégeant en un point quelconque de la substance cérébrale; celles de
l'écorce sont moins fréquentes et Allen Staw les classe dans l'ordre suivant (*Med.
News.*, 12 janvier 1889).

Cervelet	96
Tumeurs multiples	13
Protubérance et Pont de Varole	39
Centre ovale et corps calleux	35
Ganglions centraux	27
Ecorce cérébrale	21
Tubercules quadrijumaux	11
Base	8
4ᵉ ventricule	5
Total	300

IV

PRONOSTIC

Si, dans l'antiquité, les effets éloignés des traumatismes du crâne ont été considérés comme favorables, c'est que, certainement, ils avaient en grande partie échappé à l'observation, car il nous paraît bien difficile de nous expliquer les cas de guérison de rigidité des membres et des mâchoires [1], de développement intellectuel [2], etc., etc., qui ont été rapportés.

« De nos jours, ainsi que le fait remarquer Christian [3], les choses ne se passent plus ainsi. Les traumatismes du crâne, quand nous les observons, ne produisent plus ni mathématiciens, ni facultés hors ligne, mais souvent, au contraire, des malades, des idiots, des épileptiques, des déments. *Bien rares sont ceux qui guérissent sans laisser de traces.* »

A. Paré avait déjà signalé la gravité des traumatismes du crâne, et en particulier des fractures dont il avait certainement soupçonné les complications éloignées.

---

(1) HIPPOCRATE. — Trad. Littré., v. p. 223.

(2) GALL. — Anat. et phys. du syst. nerveux en général et du cerveau en particulier.

(3) CHRISTIAN. — Traumatismes du crâne dans leurs rapports avec l'aliénation mentale. (*Archiv. de Neurologie*, 1889.)

« Toutefois, tu noteras, dit-il, ce que les anciens ont écrit, ce que l'on voit souvent par expérience, que les fractures du crâne ne sont hors de péril jusqu'à *cent jours* après la blessure; surtout fais avec ton patient bon guet tant en boire, manger, repas, coït et autres choses. »

Cette appréciation de A. Paré nous paraît cependant trop favorable, car les suites éloignées peuvent survenir à une époque beaucoup plus tardive que celle qu'il indique.

Nous avons vu, en effet, qu'une guérison en apparence complète et définitive peut, pendant de longues années, faire croire à une santé parfaite, lorsque l'on voit survenir brusquement des troubles moteurs graves. qui mettent en danger la vie du malade.

On peut donc dire d'une façon générale, sans être aussi pessimiste que M. Christian, que le pronostic est grave et que, même dans les cas qui semblent les plus bénins, il doit toujours être très réservé.

Quant aux troubles moteurs eux-mêmes, que l'on observe à titre de complication éloignée, ils n'ont pas, à proprement parler, de pronostic personnel, car ils peuvent être provoqués par des lésions très variables dans leur nature. Disons toutefois que les convulsions résultant ordinairement de lésions irritatives sont d'une gravité moindre que les paralysies et surtout que les contractures provoquées par des lésions destructives.

Abandonnées à elles-mêmes, les unes et les autres augmentent progressivement, résistent la plupart du temps aux divers traitements médicaux qu'on leur oppose et en particulier au bromure de potassium; placées sous la dépendance de lésions anatomo-pathologiques bien connues, elles constituent de ce fait une variété pathologique par excellence, accessible aux moyens chirurgicaux : la trépanation du crâne, suivie de l'ablation de la *tumeur* ou des parties lésées. Les heureux résultats fournis par cette intervention, aujourd'hui bénigne en elle-même, viennent adoucir la gravité du pronostic, au moins dans un certain nombre de cas.

V

TRAITEMENT

INDICATIONS ET CONTRE-INDICATIONS DE LA TRÉPANATION

Vouloir faire l'étude des accidents survenus dans le domaine de la motilité à la suite des traumatismes du crâne, c'est faire en même temps celle de la trépanation. Nous n'avons pas l'intention d'insister sur l'histoire [1] de cette opération, mais nous croyons cependant devoir rappeler qu'elle a été l'objet des appréciations les plus diverses.

---

(1) Voir sur cette question les travaux suivants :

Broca, Deguise, Perrin, Trelat, Giraldès, Le Fort, Legouest, Guérin, Verneuil, Larrey (Société de Chirurgie, 1867)

Le Fort. — De l'utilité et des indications de la trépanation du crâne dans les lésions traumatiques de la tête. (*Gaz. hebdom. de méd. et de chir.*, 1867, nᵒˢ 19, 20, 24 et 26.

Sédillot. — *Gaz. med. de Strasbourg*, 1869 et 1870.

J. Boeckel. — Examen critique des doctrines de la trépanation dans les blessures de la tête. Paris, 1873.

Prunières. — Congrès de Lille, 1871.

J. de Baye. — La trépanation préhistorique, 1876.

Broca. — *Bull. de la Soc. d'Anthropologie*, 1876. — Congrès de Budapest, 1876,

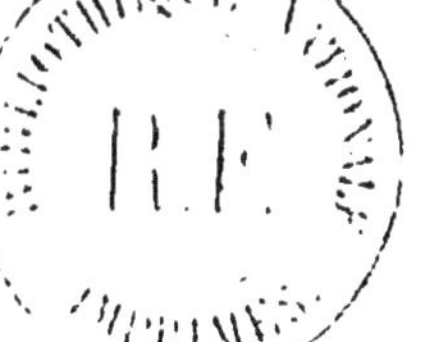

V

TRAITEMENT

INDICATIONS ET CONTRE-INDICATIONS DE LA TRÉPANATION

Vouloir faire l'étude des accidents survenus dans le domaine de la motilité à la suite des traumatismes du crâne, c'est faire en même temps celle de la trépanation. Nous n'avons pas l'intention d'insister sur l'histoire[1] de cette opération, mais nous croyons cependant devoir rappeler qu'elle a été l'objet des appréciations les plus diverses.

(1) Voir sur cette question les travaux suivants :

BROCA, DEGUISE, PERRIN. TRÉLAT, GIRALDÈS, LE FORT, LEGOUEST, GUÉRIN, VERNEUIL, LARREY (Société de Chirurgie, 1867)

LE FORT. — De l'utilité et des indications de la trépanation du crâne dans les lésions traumatiques de la tête. (*Gaz. hebdom. de méd. et de chir.*, 1867, n°s 19, 20, 24 et 26.

SÉDILLOT. — *Gaz. med. de Strasbourg*, 1869 et 1870.

J. BŒCKEL. — Examen critique des doctrines de la trépanation dans les blessures de la tête. Paris, 1873.

PRUNIÈRES. — Congrès de Lille, 1874.

J. DE BAYE. — La trépanation préhistorique. 1876.

BROCA.— *Bull. de la Soc. d'Anthropologie.* 1876.—Congrès de Budapest. 1876,

La question de l'opportunité de la trépanation dans les lésions traumatiques de la tête est, en effet, une de celles qui ont excité dans notre pays le plus de controverses et subi le plus de vicissitudes, car la chirurgie française a, sur ce point, donné plusieurs fois l'exemple de revirements complets d'opinion.

---

et Mér... sur la trépanation du crâne et les amulettes craniennes de l'époque néolit iq . 1877.

Re ...). — Histoire de la chir. française au XIX⁰ siècle.

LANNELONGUE. — Historique de la trépanation. (*Bull. med.* 4 janvier 1876.)

CHAMPIONNIÈRE (J.-L.). — Trépanation du crâne faite le 22 novembre 1871 pour une fracture de la voûte sans plaie communicante. (*Bull. de Soc. de chir.*, 17 mars 1875.) — Des indications tirées des localisations cérébrales pour la trépanation du crâne. (*Bull. de l'Acad. de méd.*, séance du 9 janvier 1877). — Des indications tirées des localisations cérébrales pour la trépanation du crâne, méthode opératoire. (*Bull. de Soc. de chir.*, séance du 14 février 1877.) — Discussion sur les localisations cérébrales. (*Bull. de Soc. de chir.*, séance du 26 décembre 1877.) — Des localisations cérébrales, du rôle qu'elles peuvent jouer dans le diagnostic et le traitement des maladies cérébrales. Trépan. (*Journ. de Méd. et Chir. pratique*, octobre 1876.) — La trépanation guidée par les localisptions cérébrales. (*Journal de méd. et chir. pratiq.*, février 1876.) — Remarques au sujet du rapport de M. Gosselin sur la trépanation et les localisations cérébrales. (*Journ. de méd. et chir. pratiq.*, juin 1877.) — La trépanation guidée par les localisations cérébrales, Paris, 1878. — *Rapports à la Soc. de chirurgie* (1885-1888). — *Journal de medecine et de chirurgie pratiques*, 1889, 1890 et 1891.

CHARRIER. — Th , Paris, 1875.

ECHEVERRIA. — De la trépanation dans l'épilepsie par traumatismes du crâne. (*Arch. gén. de méd* , 1878.)

POZZI. — Revue critique sur la trépanation et les localisations cérébrales. (*Arch. de Méd.*, 1877.)

PITRES et DEMONS. — *Bull. de Soc. de chir.*, 1883.

LÉPINE. — Localisation corticale des mouvements du pouce. (*Rec. mens.*, 1878 et *Rec. de Méd.*, 1888.)

HORSLEY. — Chirurgie du cerveau, *British med. ass.*, août 1886. — 10 cas d'opérations sur le cerveau. (*Brit. med. j.*, 1887, p. 863.) — Diagn. topograph. des

Dans cette partie de notre travail nous laisserons de côté tout ce qui a trait à l'intervention chirurgicale dans les suites immédiates des traumatismes du crâne (trépan primitif) dans l'épilepsie Jacksonienne non traumatique, dans l'épilepsie essentielle, pour nous occuper exclusivement des *indications et contre-indications de la trépanation dans les troubles moteurs consécutifs aux traumatismes anciens du crâne.*

---

lésions en foyer des centres moteurs. (*Americ. J. of the med. sc.*, avril 1887.)

GUARY. — Th., Paris, 1886.

VASLIN. — Congrès français de chirurgie, 1886.

DURANTE et CUSSELLI. — Intern. Méd. Congr. Wash. 1887, p. 170.

E. ROLLAND. — De l'épilepsie Jacksonienne, Paris, 1888.

MORINI. — *Spallanzani*, 1887, p. 407.

A. BROCA et SEBILEAU. — Intervention chirurgicale dans les maladies cérébrales, *Gazette des Hôp.*, 1888.

BERBEZ. — Epilepsie Jacksonienne, *Gazette des Hôp.*, 1888.

VON BERGMANN. — Trépanation dans l'ère moderne, Berlin. (*Klin. Woch*, septembre 1888).

FELKIN. — Trépanation des centres moteurs (*Brit. med. J.*, 1888, p. 118).

HARRISSON. — Chirurgie cérébrale, Liverpool (*M. Ch. J.*, 1888, p. 303).

MAC EWEN. — *British med. Journ.*, 1888, et *Lancet*, 1888, p. 254.

MILLS et ROSWELL PARK. — Localisat. cérébrales, importance en chir. (*Journ. of am. Assoc.* 6 oct., 1888).

NANCRÈDE. — Progrès de la chir. du cerveau (*Med. News*, 28 janvier 1888).

SEGUIN. — Diagn. des aff. chir. cérébrales (*Amer. Journ.*, août 1888).

WEIR. — Diagn. et trait. des tum. cérébr. (*Amer Journ.*, 1888).

PECHADRE. — Th. Lyon, 18·

ANDERSON. — Topographie cr. io-cérébrale (*J. of Associat.*, avril 1889, et *Lancet*, 13 juin 1889).

BARTON. — Contrib. à la chir. cérébr. (*Annal. of Surgery*, 1889).

BYROM-BRAMWELL. — On intra cranial tumors, London, 1889.

DELAGENIERE. — Etude critique sur la trépanation (*Gazette des Hôp.*. 1889, p. 445).

GOLSTEIN. — Centralb. für Nerven heilkunde, 1889, n° 22.

HENDRIE LLOYD et DEAVER. — *Internat. Journ. of the med. sc.*, 1888.

DUMAS. — Th. Paris, 1889.

Nous allons essayer de déterminer les conditions nécessaires pour qu'on soit en droit d'intervenir dans les cas que
nous étudions.

1° Indications

Il serait sans doute facile de réunir un certain nombre de
cas de traumatismes craniens non opérés et considérés comme
guéris, mais rien ne peut donner l'assurance que la guérison
est définitive et que des accidents ne surviendront pas dans
un espace de temps plus ou moins éloigné, de sorte qu'il ne
faut pas attacher à ces faits une valeur trop grande, lorsqu'il
s'agit de régler la conduite à tenir.

« L'épilepsie traumatique ne disparaîtra de la liste des
affections chirurgicales qu'à partir du jour où toute fracture
du crâne avec dépression, même si la dépression est légère
et n'est pas accompagnée de symptômes de compression du
cerveau, sera considérée comme une indication à la trépanation. » (Agnew[1].)

On peut, croyons-nous, dire d'une façon générale que les
troubles moteurs consécutifs à un traumatisme ancien du

Decressac. — Th. Paris, 1890.
Tellier. — Th. Lyon, 1890.
Lyot. — *Médecine moderne*, 18 septembre 1890.
Rieffel. — *Gazette des Hôpitaux*, n° 29, 7 mars 1891.
Léonte et Bardesco. — *Revue de medecine*, n° 11, octobre 1891.
G. Marchant. — *Traité de chirurgie*, Paris 1891, tome III.
Laurent. — De l'interv. chir. dans les lésions du cerveau (*J. de Bruxelles*, 1891).
Forgues et Reclus — *Thérap. chirurgicale*, Paris, 1892, tome II.

(1) Agnew. — Deuxième Congrès des méd. et chir. américains, Washington, sept.
1891, *In Sem. med.*, 1891, p. 405.

crâne fournissent des indications excellentes à l'opération du trépan.

Toutefois on devra rechercher avec soin s'il n'existe dans les antécédents héréditaires ou personnels du malade aucune tare névropathique, et lorsque l'étude détaillée des symptômes et leur analyse minutieuse aura montré qu'ils sont sous la dépendance directe d'un traumatisme cranien antérieur, et qu'ils n'ont pas été modifiés par un traitement médical approprié (bromure de potassium, iodure de potassium), on sera en droit de conclure que seule une intervention chirurgicale est susceptible d'amener une guérison complète et définitive, ou au moins une amélioration très notable. Nous savons, en effet, que dans ces cas, les accidents convulsifs ou paralytiques sont produits par des lésions anatomo-pathologiques palpables, accessibles aux moyens chirurgicaux.

L'examen des observations que nous avons recueillies, montre que ces lésions sont très variées dans leur nature et leur siège, mais leur étude clinique a mis en évidence leur analogie au point de vue symptomatologique. Toutes ces diverses lésions se comportent, en effet, à la façon d'une *tumeur* (ce mot étant pris dans son sens le plus général) qu'il s'agisse d'une lésion osseuse, d'un pincement des méninges, d'une hémorrhagie intra-cranienne, d'un abcès, etc., etc., et sont justiciables de la même intervention.

a. Les convulsions constituent peut-être le symptôme qui doit tenter le plus l'intervention; plusieurs cas peuvent se présenter suivant qu'elles sont localisées ou généralisées.

Dans le premier cas, la localisation des symptômes convulsifs guidera suffisamment le chirurgien en l'absence de cicatrice, d'enfoncement ou de dépression du crâne remontant au traumatisme ancien, pour qu'il puisse songer à une lésion irritative limitée et justiciable de la trépanation. (Obs. VXI, XXXII, etc.)

Mais nous savons que les convulsions se généralisent fréquemment car il est démontré que cliniquement et expérimentalement l'irritation corticale diffuse, gagne de proche en proche, en un mot, quelle fait « la tache d'huile ». Nous n'ignorons pas non plus que des lésions de la substance blanche (centre ovale)[1] peuvent sans altérations de la substance corticale, donner naissance à des convulsions épileptiformes, aussi devrons-nous dans ces circonstances toujours ajouter une grande importance au *signal symptôme* dont Seguin a montré toute la valeur au point de vue de la localisation de la lésion. (Obs. XVI. XVIV, XXVI, XXVIV, XXXII, XL.)

Ce sont là des principes aujourd'hui bien établis et sur lesquels se trouvent unanimes tous les chirurgiens français et étrangers, aussi ne pouvons nous mieux résumer l'opinion générale, qu'en disant avec M. Ch. Féré : « L'intervention se trouve indiquée par le seul fait de la coïncidence de l'épilepsie avec une lésion traumatique. » (*Loc cit.* p. 507.)

b. Les paralysies permanentes ont une valeur séméiologique telle, que les notions qu'elles fournissent sont aussi exactes que celles que pourrait donner l'expérimentation ; elles pourront même permettre dans certains cas de diagnostiquer une lésion dont le siège sera assez éloigné du point où aura porté le traumatisme cranien (Obs. XXXII, Cassaet ; IXL. Mac Ewen) ; elles constituent, comme les convulsions une indication précise.

---

(1) Pitres — Etude critique et clinique de la doctrine dss localisations motrices dans l'écorce des hémisphères cérébraux de l'homme. — (Paris 1883.)

Mais là encore, il faut distinguer plusieurs cas, suivant que la paralysie est plus ou moins étendue, qu'il y a une mono-plégie pure, une monoplégie associée, ou une hémiplégie.

La lecture de nos observations met encore en évidence le fait suivant à savoir que la trépanation est d'autant plus indi-quée que les paralysies sont plus limitées, et que par consé-quent, elles sont l'indice d'une lésion elle-même plus res-treinte (Obs. IV, XX).

L'augmentation des symptômes, la marche progressive de la paralysie, seront encore tout autant de phénomènes qui devront amener le chirurgien à intervenir (Obs. XXVI, XXXII, XL) ; il en sera de même par conséquent toutes les fois qu'il y aura une lésion bénigne en apparence à son début, se mani-festant par des symptômes encore peu accusés, mais qui on le sait est susceptible de s'aggraver et de compromettre dans un avenir quelquefois peu éloigné, tous les résultats qu'on aurait pu espérer si l'intervention eut été plus précoce.

Les *paralysies post-épileptoïdes transitoires* ne constituent pas une indication à la trépanation parce qu'elles « ne sont pas sous la dépendance immédiate et nécessaire de lésions corticales de la zone motrice. » — (Dutil).

2° Contre-indications

La trépanation était jusqu'à nos jours considérée comme contre-indiquée toutes les fois que les troubles moteurs étaient généralisés, diffus, ou qu'il existait des paralysies permanentes ou des contractures ; nous croyons que les contre-indications doivent être aujourd'hui beaucoup plus restreintes.

Les succès obtenus non seulement dans les cas d'épilepsie

partielle, et généralisée secondairement, mais encore d'épilepsie vraie, nous ont montré les heureux résultats qu'on peut attendre de l'intervention.

La méningo encéphalite a pu être améliorée et même arrêtée dans son évolution. (Obs. XXVIV, XXX, XXXI, XXXII).

Seules les contractures permanentes, indices d'une lésion indélébile, la dégénérescence des cordons latéraux de la moelle, nous parait être une contre-indication, car dans ce cas, on ne peut faire retirer au malade aucun bénéfice de l'intervention.

Encore faut il faire des réserves[1] pour le cas où la tumeur augmente le dynamisme des groupes cellulaires voisins et provoque par suite la contracture des groupes musculaires qui leur correspondent. Il est évident en effet que dans ces cas, la soustraction de cette cause permanente d'irritation cérébrale, amènera une célation très marquée dans l'augmentation de la tonicité des muscles, c'est-à-dire dans la contracture. — (Irritation à distance par les abcès, kystes, etc.) Obs. XXXIII.

L'ancienneté des attaques épileptiformes ou des paralysies: cinq ans, (obs. XXIV), six ans, (obs. XXV), près de sept

---

(1) M. Peyrot vient de publier tout récemment (Soc. de Chir. 19 octobre 1892), un cas, où, malgré des contractures, il a obtenu un succès.

En voici le résumé : un homme ayant reçu un coup de manivelle sur la tête, fut pris deux mois après, d'accidents graves (*contractures*, crises épileptiformes, délire, etc.) Cet état persista et le malade fut adressé à M. Peyrot qui l'opéra d'urgence. L'incision fut faite sur la cicatrice et on ne découvrit pas d'enfoncement. Une brèche longue de huit centimètres fut pratiquée au crâne. La pie-mère saine fut incisée et les circonvolutions firent immédiatement hernie. Un bistouri fut enfoncé à trois centimères dans la substance cérébrale, et le pus supposé ne se fit pas voir.

Suites excellentes : l'amélioration commença le soir même de l'intervention, les mouvements reparurent, et à l'heure qu'il est, le malade est complétement guéri. (*La France Médicale*, 21 octobra 1892).

ans, (obs. XXIII), sept ans, (obs. XI et XIII) ; vingt-trois ans, (obs. XII).

L'apparition des impulsions, de la démence, (obs. XXIV), l'âge du malade : cinquante-trois ans, (obs. XXVI), ne nous paraissent pas être une contre-indication puisque dans ce cas, on a obtenu des succès. Nous devons dire toutefois que ces conditions sont loin d'être favorables à l'intervention chirurgicale.

Il est d'ailleurs bien certain qu'il y a tout avantage à trépaner à une époque la plus rapprochée possible du début des accidents quels qu'ils soient, car « les sujets prennent à la longue un état particulier, une sensibilité exquise, une irritabilité particulière. Il se fait chez eux quelque chose d'analogue à ce que l'on observe chez les individus qui ont été le sujet d'un traumatisme d'un tronc nerveux et chez lesquels se développent des névrites ascendantes. Si les accidents sont anciens, invétérés, même la suppression du foyer du mal ne suffit plus à les calmer que temporairement, et les accidents reprennent plus haut dans un avenir plus ou moins rapproché. L. Championnière *Soc. de Chir.* 27 juin. 1888.) »

Malgré ces réserves, la trépanation se trouve suffisamment justifiée par sa bénignité, car sans aller jusqu'à dire avec un chirurgien anglais qu'elle est juste aussi dangereuse qu'une amputation de métacarpien, on ne peut s'empêcher de reconnaitre que ce qui frappe le plus dans toutes ces interventions c'est l'innocuité. (Lucas Championnière *Soc. de Chir.* 1888.)

Les statistiques le démontrent clairement :

Avant l'antisepsie, Echeverria fixait déjà à plus de 65 p. 100 le chiffre des épileptiques par traumatisme crânien guéris par la trépanation. La statistique de König, qui porte sur 94 observations recueillies pendant les quatorze dernières années donne les résultats suivants :

Guérisons...................................... 54
Amélioration notable.......................... 3
Etat stationnaire.............................. 15
Morts... 22

Walsham[1] dans ses recherches qui ont porté sur 82 cas de trépanation, a trouvé : 47 guérisons, 13 améliorations, 17 morts, 4 aggravations.

Rieffel[2], dans une excellente Revue générale, parue en 1891 dans la *Gazette des Hôpitaux*, dit que la trépanation antiseptiquement conduite donne actuellement une léthalité de 8 à 10 p. 100 *imputable avant tout à l'affection qu'on se propose de combattre.*

Seydel, sur 25 cas, ne note aucun décès. (Cité par Forgue et Reclus)

Les observations que nous rapportons à la fin de ce travail et qui sont au nombre de cinquante et une, nous donnent, après avoir mis de côté les observations XL pour laquelle les suites ne sont pas indiquées, XLI et XLV dans lesquelles la trépanation n'a pas été faite, les résultats suivants :

Guérisons... 34
Améliorations.................................... 4
Etat stationnaire................................ 4
Morts... 6

---

(1) WALSHAM — On trephining the Skull in traumatic epilepsy (Saint-Barth). Rep. t. XIX, p. 127.

(2) RIEFFEL. — La topographie cranio-encephalique et les nouvelles opérations en chirurgie cranio-cérébrale, in *Gaz. des hôp.* 7 mars 1891, n° 29.

La mort est survenue à la suite de ramollissement et d'hyperhémie de la substance grise et de la substance blanche provoqués par ostéophyte (obs. XVIII et XLII), pachyméningite hémorrhagique (obs. XXV), pachyméningite et abcès cérébraux (obs. XXXIV), abcès (obs. XXXVII), gliome (obs. L), de sorte qu'on ne doit pas attribuer ces décès à la trépanation mais plutôt au processus morbide lui-même.

Dans les cas où les malades n'ont pas bénéficié de l'intervention, on a constaté : épaississement de la table interne de l'os (traumatisme neuf ans auparavant (obs. X), pincement de la dure-mère (traumatisme quinze ans auparavant (obs. XXIV), nécrobiose (traumatisme neuf ans auparavant (obs. XLIII), kystes (obs. XLVII).

Dans ces conditions, on est autorisé à approuver entièrement ces préceptes de Lucas Championnière : « Les cavités de l'abdomen, de la poitrine, inaccessibles autrefois, sont facilement ouvertes aujourd'hui sans attendre que les lésions auxquelles on peut remédier soient incurables. Pour le crâne, il doit en être de même, » Et plus loin : « La trépanation me paraît si bénigne, dit-il, que dans les cas où la thérapeutique médicale s'est montrée impuissante, je ne vois pas de raison pour ne pas pratiquer une véritable *trépanation exploratrice.* »

M. Lucas Championnière cite à l'appui de son affirmation deux cas dans lesquels la trépanation faite dans un but explorateur a été suivie d'une guérison définitive.

C'est également l'opinion que l'on tend de plus en plus à accepter en France et à l'étranger, car, même dans les cas où l'on ne constate aucune lésion, la trépanation peut amener la guérison de tous les accidents.

« Ces interventions sont encore très empiriques, et il est

difficile de déterminer la cause de leurs succès; il est probable qu'elles suppriment une irritation locale méningée, ou
qu'elles amènent une décompression du cerveau, *un desser-
rement de cet organe, à l'étroit.* » (Lucas Championnière.)
Ou bien, comme le pense M. le professeur Pierret, la trépanation ouvre-t-elle une large porte qui rétablit le jeu normal
des circulations artérielle et veineuse de la voûte crânienne entravées par certains processus (épaississement
scléreux du diploë, thrombose des veines émissaires), de
telle sorte que les communications vasculaires intra et extra-
crâniennes soient tout à fait libres? Agirait-elle, comme le
veut Hoffmann, à la façon de l'iridectomie dans le glaucome?»
(Laurent [1].)

M. le professeur W. White [2] (de Philadelphie), vient de
publier sur cette question un travail fort intéressant qu'il a eu
l'extrème obligeance de nous envoyer. La première partie de
son Mémoire est consacrée aux cas dans lesquels la trépanation a été pratiquée pour remédier à des symptômes cérébraux
variés, plus particulièrement à l'épilepsie et dans lesquels
malgré l'absence ou le peu d'importance des lésions eu égard
aux symptômes observés, l'intervention a été suivie soit d'une
guérison définitive, soit d'une amélioration notable (*Operations for various cerebral symptoms, chiefly epilepsy, in which
little or nothing was found to account for the symptoms, but
either marked benefit or cure followed*, table I. Trephining).

Les observations rapportées par M. W. White sont au
nombre de 56 ; elles ont donné les résultats suivants :

---

(1) LAURENT. — De l'intervention chirurgicale dans les lésions du cerveau, *in
Journ. de méd. de Bruxelles*, 1890.

(2) W. WHITE. — The supposed curative effect of operations per se In Annals of
surgery (*August and septembre* 1891.)

« Dans 56 cas de trépanation pour épilepsie, on ne trouva rien d'anormal en rapport avec les symptômes ; 19 cas furent publiés six mois au moins après l'opération ; 11 cas furent publiés six mois à un an après l'opération ; 6 cas furent publiés de un à deux ans après l'opération ; 1 cas fut publié huit ans après l'opération ; dans 25 des cas mentionnés on constata la guérison ; 18 cas furent améliorés : dans 3 cas on nota la réapparition tardive des symptômes. Loc. cit. p. 16, traduction inédite).

» Enfin, M. le professeur W. White a fait pendant ces cinq dernières années avec l'assistance du docteur D. Hayes Agnew 15 trépanations pour épilepsie traumatique. Tous ses malades, à l'exception d'un seul, ont guéri de l'opération ; le cas malheureux se rapporte à un homme à la fois imbécile et alcoolique : « In the fatal case death occured from suppression of urine, possibly a secondary effect of the etherization. The patient was an imbecile and a confirmed drankard as well as an epileptic, and itas really not a fit subject for operative interference. » (Loc. cit., p. 141).

Toutes ces statistiques sont donc aussi encourageantes que possible, aussi croyons-nous qu'il est du devoir du chirurgien d'intervenir sans hésitation et sans crainte.

Si nous essayons d'apprécier cliniquement les cas qui peuvent se présenter, nous voyons qu'ils se ramènent à trois :

1° Il est *certain* qu'il existe une relation bien nette entre le traumatisme et les troubles moteurs ; le siège de la lésion, l'analyse des symptômes, l'étude des localisations le confirment d'une façon évidente ;

2° La relation entre le traumatisme et les symptômes observés est seulement *probable* ; les divers phénomènes ne sont pas superposables ;

3° Il est des cas *douteux* et pour lesquels il est impossible de se prononcer non seulement sur la nature et le siège de la lésion, mais aussi sur son existence.

Dans tous ces cas, croyons-nous, *la trépanation est indiquée*, même s'il existe des contractures secondaires permanentes, toutefois en tenant compte des réserves *qui ont été faites* précédemment.

4° Où faut-il appliquer le trépan ?

Nous ne voulons pas faire ici un chapitre de topographie crânio cérébrale et indiquer les divers procédés employés [1]. Nous nous bornerons, en nous plaçant au point de vue purement clinique, à indiquer les signes qui peuvent guider le chirurgien.

Dans la détermination du point où doit être appliqué la couronne du trépan, plusieurs cas peuvent se présenter :

1° S'il existe une lésion cranienne (cicatrice, enfoncement, etc.), une douleur localisée en un point de la voute, une persistance de la sensibilité pendant l'anesthésie au niveau de la cicatrice (D. Mollière), tous signes qui ne sont que des reliquats de traumatisme ancien, et si les symptômes observés sont en rapport avec les troubles que provoquent cliniquement et expérimentalement les lésions des centres correspondants ; c'est en ce point qu'il faut trépaner, c'est un indice excellent. Dans la lecture de nos observations, on voit que le chirurgien est arrivé sur la lésion toutes les fois qu'il y avait concordance entre les divers symptômes observés, les traces de lésions anciennes et nos connaissances

---

(1) Voir sur ce sujet les travaux de MM. Lucas-Championnière, Horsley, Poirier, etc., et les thèses récentes de MM. Decressac (Paris, 1890), Woolongham (Bordeaux, 1890), etc

actuelles sur les localisations cérébrales et la cranio-topographie (Obs. II, III, VII, VIII, etc).

2° S'il existe à la fois une lésion extérieure et des troubles moteurs, mais si ces phénomènes ne sont pas snperposables, il faudra de préférence se guider sur l'analyse des symptômes pour localiser la lésion. Les observations de Mac-Ewen (Obs. XLI) et de M. Cassaët (Obs. XXXII) en sont des exemples très nets.

3° S'il n'y a pas de lésions extérieures, mais seulement des convulsions ou des paralysies, elles seront localisées ou généralisées.

Dans le premier cas, il sera facile de les rapporter à un point limité de l'écorce cérébrale (Obs. IV et XX); dans le second, le chirurgien devra ajouter la plus grande importance au début des accidents ou aux phénomènes du début des accès. La valeur du *symptôme-signal* (Seguin) est indiscutable (Obs. XVI, XIX, XXVI, XXIX, XXXII, XLI).

4° Si le malade présente des troubles intellectuels accompagnant les troubles moteurs, il est probable que la lésion ou l'excitation qui atteint le zone motrice, affecte aussi les lobes antérieurs du cerveau.

5° Enfin, s'il existe des hallucinations en même temps que des troubles moteurs, on doit supposer que la lésion ou l'excitation gagne les parties postérieures du cerveau [1],

---

(1) Dans quelques cas, « l'indication était d'extirper la surface corticale verbale, auditive ou motrice, et d'empêcher les hallucinations de se produire. Dans ce but, j'ai enlevé à quatre malades des parties de l'écorce de la première temporale et de la troisième frontale. Il y a eu après l'opération, quelques troubles passagers de la parole, mais en même temps, une restriction considérable, des hallucinations, et les malades sont devenus paisibles. » Burckhard (de Préfargier), *in Sem. Méd.*, 17 août 1890.

précisément dans les régions où on tend à localiser les centres sensitifs et sensoriels.

5° QUELLE EST LA CONDUITE A TENIR APRÈS L'OUVERTURE DE LA BOITE CRANIENNE

Le chirurgien aura une conduite différente suivant la nature de la lésion, son étendue, son siège, ses connexions; mais il n'oubliera pas un seul instant qu'il doit chercher autant que possible à enlever la cause, quelle qu'elle soit, des troubles moteurs.

Avant d'étudier les indications pour chaque cas particulier, disons que si, après l'ablation de la rondelle osseuse, la dure-mère ne paraît pas saine, si elle est en particulier vascularisée anormalement, rouge sombre ou jaunâtre, si elle n'est animée d'aucun battement, si elle fait saillie à travers la perforation osseuse, on sera autorisé à l'inciser soit d'après la méthode française (Incision cruciale), soit en suivant les préceptes formulés par Horsley [1] et adoptés par les Américains.

Enfin si, à ce moment, la cause des troubles moteurs n'a pas été découverte, on pourra, si l'état du malade l'exige, pousser plus loin les recherches et faire des ponctions (Leonte et Bardesco (obs. VII); Sheen (obs. XL); Wright, obs. XXIX; Demons (obs. XXIX), ou même des incisions exploratrices (Peyrot, etc.), dans la substance cérébrale, en ayant soin toutefois de suivre la direction des fibres nerveuses.

---

(1) Incision de la dure-mère sur les 1/5 de la circonférence et à 3 m/m de l'ouverture osseuse, en ayant soin de ne pas blesser le cerveau et de lier les vaisseaux à mesure qu'on les sectionne.

L'appréciation, par le toucher, des modifications de consistance (Jastrowitz, Gramger, Stewart), l'introduction du doigt
entre le cerveau et les méninges (Deaver), l'exploration par
l'électricité des foyers corticaux (Horsley, Nancrède, obs. XVI)
sont encore des manœuvres chirurgicales qui nous paraissent
justifiées dans certains cas. Et d'ailleurs, si malgré les phénomènes observés, le chirurgien n'arrivait pas d'emblée sur
la lésion, il ne devrait pas craindre d'appliquer successivement plusieurs couronnes de trépan. On sait, en effet, (Lucas-
Championnière, Horsley, etc.), que les pertes de substance
osseuse peuvent être très étendues sens compromettre pour
cela les résultats de l'intervention. M. Lucas-Championnière
a insisté plus particulièrement sur ce fait, et il a montré que
dans les trépanations atteignant 7 à 8 centimètres de longueur sur 3 à 4 centimètres de largeur, la réparation se
faisait dans des conditions si bonnes « qu'il ne voit aucun
inconvénient à les agrandir encore. » Ces dimensions ont été
atteintes dans plusieurs cas sans inconvénient pour le malade (obs. LI).

Ces pratiques, jadis considérées à juste titre comme témé-
raires et dangereuses, sont aujourd'hui bénignes si le chirurgien s'entoure de précautious antiseptiques rigoureuses. Leur
innocuité tend de plus en plus à les rendre classiques.

a. Lésions osseuses. — Les *esquilles* seront enlevées avec
précaution afin de ne pas dilacérer les méninges ou la substance cérébrale dans lesquelles elles seront implantées
(obs. I). Il en sera de même des *enfoncements*, des *dépres-
sions*, dont l'ablation offrira d'autant moins de dangers qu'il
y aura moins d'adhérences anormales, et qu'on ne se verra
pas dans l'obligation de déchirer involontairement ou d'inciser les membranes d'enveloppe (obs. II, III, IV, V, VI, VII,
VIII, IX, X, XII, XIX, XX).

Les *cicatrices fibreuses* (obs. XI, XII, XIII), seront excisées ; les *épaississements fibreux* (obs. XII, XV, XX), les *hypérostoses* (obs. II, XVII, XX, XXI, XXII) ; les *exostoses* obs. XVII) ; les *ostéophytes* (obs. XXVIII, XLII), seront enlevés, soit par l'application de plusieurs couronnes de trépan, soit à l'aide de la pince double-gouge, etc.

Lorsque la *dure-mère* sera *pincée, enclavée* entre les fragments osseux, il sera indiqué de la libérer entièrement (obs. personnelles XXIII, XXIV).

b. Lésions hémorrhagiques. — Les hémorrhagies intra-crâniennes, quel que soit leur siège, sont justiciables de la trépanation, parce que le caillot ancien s'enkyste, se rétracte, et agit toujours à la façon d'une tumeur sur le tissu cérébral et les méninges avec lesquels il se trouve en contact, il faut l'enlever et, s'il est nécessaire, se servir d'une curette (obs. XXVIII) ou d'une spatule, puis faire un lavage aseptique afin d'entraîner les derniers débris ; le drainage tire son indication de l'étendue et de la profondeur du foyer (obs. XXV, XXVI, XXVII, XXVIII).

Dans le cas où l'hémorrhagie se reproduirait au moment de l'intervention, il serait assez facile de s'en rendre maître par l'un des moyens suivants : pince à forci-pressure asep-tique, laissée à demeure, étreignant le vaisseau et *ses environs* contre la paroi osseuse (Roser) ; un fil de catgut ou de soie, passé au-dessous des vaisseaux méningés avec l'aiguille courbe de Reverdin, le tamponnement du vaisseau avec de la gaze salolée chiffonnée, ou un paquet de fils de catgut enroulés laissés en place (Lucas-Championnière, etc.). La crainte de l'hémorrhagie ne doit donc pas être une contre-indication à l'intervention chirurgicale.

c. Lésions inflammatoires. — La *méningo-encéphalite* résul-tant toujours d'une infection, pourra être heureusement modi-

fiée dans sa marche par un lavage antiseptique (obs. XXX,
XXXII). On emploiera dans ce cas, soit la solution boriquée à
4 p. 100, soit la solution de sublimé à 1 p. 5000 ou à 2 p. 1000
(Cassaët), c'est-à-dire une façon générale des solutions peu
concentrées.

Les *abcès*, auxquels la méningo-encéphalite aboutit souvent
seront évacués, leur cavité sera aseptisée (obs. XXXIII,
XXXIV, XXXV, XXXVI, XXXVII, XXXVIII, XXXIX et XL)
par des lavages à l'eau bouillie à la solution boriquée ou
thymolée (obs. XXXIII, Obalinski) ou phéniquée faible, ou
même phéniquée forte (obs. XXXV, Odilo Maher), ou même
au sublimé (obs. XXXIX, Daumner Harrisson).

Le drain ne doit être supprimé que lorsqu'il n'y a plus
aucune sécrétion purulente.

Quant aux *modifications de structure de la substance cérébrale* : foyers de méningo-encéphalite chronique, nécrobiose,
foyer de ramollissement (obs. XLII), la ligne de conduite à
suivre n'est pas définitivement tracée. D'une façon générale,
l'excision de la substance cérébrale pratiquée dans ces cas a
souvent été suivie de paralysies, qui disparaissaient quelquefois à la longue. Nous devons dire cependant que cette
méthode, qu'il est encore impossible d'apprécier d'une façon
définitive, a fourni des succès (obs. XXIX, XXX).

Dans ces derniers cas, la suppléance se fait soit par l'intermédiaire de l'autre hémisphère, soit au contraire par celui
de la région voisine (Navrat'l Heger). Mais ce ne sont là que
des hypothèses, et la question est encore très obscure : aussi,
croyons-nous, avec M. Féré « que dans ces circonstances,
l'ablation d'une parcelle doit rester inefficace et que l'amélioration momentanée ne peut guère être attribuée qu'à
l'excitation locale, aussi bien des téguments que du cerveau,

puisqu'on peut la retrouver dans des cas où celui-ci n'a pas été touché. »

D. — Corps étrangers. — Il est bien évident que si la trépanation primitive est discutable et même rejetée par la plupart des chirurgiens, dans les cas où le blessé ne présente aucun trouble cérébral et où il est impossible de préciser exactement le siège du corps étranger (le stylet doit être manœuvré avec de grandes précautions[1] afin de ne pas aggraver le traumatisme des méninges ou du cerveau, surtout si la plaie siège au voisinage d'un des grands sinus de la dure-mère), il n'en est pas moins certain cependant que seule cette intervention pourrait assurer une cure radicale. Les observations de Dupuytren (obs. XLIV), de M. Berger (obs. XLV) et bien d'autres, surtout depuis l'application de l'antisepsie, font bien voir que si le malade a la bonne fortune d'échapper à la méningo-encéphalite aiguë[2], il n'est pas à l'abri de la méningo-encéphalite chronique; aussi complète que semble être la guérison, il reste toujours « un point noir à l'horizon ».

---

(1) «On n'ira point fourrager dans la pulpe cérébrale, avec une sonde ou un stylet, à la poursuite d'un projectile…, les recherches de projectile ne sont plus qu'un préjugé du public, ou un cliché de la petite presse »(FORGUE, *loc. cit.*, p. 30).

(2) Nous avons eu l'occasion d'observer cette année, dans le service de M. le professeur Lanelongue, deux malades ayant des corps étrangers (balle de revolver) dans l'encéphale : Dans le premier cas, il s'agissait d'une jeune femme qui reçut à quelques mètres de distance une balle de revolver de 7mm, dans la région occipitale : le stylet s'enfonçait jusqu'à 5 centim.; dans le second cas, le malade avait tenté de se suicider en se tirant un coup de revolver dans l'oreille droite : l'explorateur enfoncé perpendiculairement à la paroi crânienne pénétrait à 1 centim.

Il ne s'est produit aucun phénomène cérébral dans ces deux cas, et les malades ont quitté après quelques jours l'hôpital avec toutes les apparences d'une guérison complète; le pronostic reste néanmoins réservé pour l'avenir.

Nous croyons donc que l'extraction s'impose formellement toutes les fois que le corps étranger est superficiel et tangible, et nous pensons aussi que l'application d'une couronne de trépan est tout à fait justifiée quand le corps étranger est plus profond, mais qu'on peut préciser son siège en se basant sur les indications fournies par les troubles moteurs au point de vue de leur localisation, ou sur les traces du traumatisme. Enfin, en présence de symptômes graves, on serait autorisé à pratiquer une trépanation exploratrice.

Après l'extraction du corps étranger, on devra aseptiser et drainer la cavité où il il se trouvait.

e Tumeurs. — Nous n'avons pas à traiter ici la question de l'intervention chirurgicale dans les tumeurs cérébrales, bien qu'elles aient été observées quelquefois à la suite des traumatismes craniens. Nous nous bornerons à rappeler que peu de tumeurs sont accessibles au chirurgien (Bergmann) ; les tumeurs syphilitiques doivent être traitées par les moyens médicaux seuls ; les tumeurs tuberculeuses, à cause de leur récidive, de leur difficulté d'extirpation. de leur coexistence avec des lésions méningées ou pulmonaires ne seraient pas non plus justiciables de l'opération. Les tumeurs infiltrées doivent être respectées. Seules les tumeurs encapsulées pourront être enlevées.

Nous en rapportons quelques exemples : kyste hén 'ique (obs. XLVI, XLIX) ; kystes (obs. XLVII, XLVIII).

Il existe enfin des cas où un succès inespéré a suivi l'intervention pour des tumeurs très volumineuses (obs. LI).

6° Complications et accidents de la trépanation

Notre intention n'est pas d'étudier ici les accidents et les complications qui peuvent survenir au cours ou à la suite de la trépanation ; nous voulons seulement les rappeler pour montrer que le chirurgien est aujourd'hui bien armé pour en triompher, et dire par conséquent qu'ils ne constituent pas, comme autrefois, une contre-indication à l'intervention.

1° *Hémorrhagies* dues aux vaisseaux, de :

a. La *peau*. — Bande élastique, forcipressure.

b. Du *crâne*. — Compression avec éponges, cire, pingawar, etc.

c. De la *dure-mère*. — Ligature, fils de catgut, pince hémostatique à demeure, tamponnement.

d. Du *cerveau*. — Morphine (Harley), ergotine Keen), cocaïne en solution à 5 p. 100 et application directe (Keen), antipyrine Roswell-Park), eau bouillante (Keen), tamponnement H orsley, Demons, Pean, Bergmann), enfin, en dernière ressource, la ligature de la carotide primitive (Horsley).

2° *Œdème aigu du cerveau*. — Complication rare, signalée par Bergmann. Elle fut suivie de mort.

3° *Hernie du cerveau*. — N'est pas imputable aux larges trépanations, mais à l'infection du champ opératoire (Horsley).

La réimplantation de la rondelle osseuse pour combattre la hernie du cerveau, proposée par Spitzka, n'est pas acceptée par tous les chirurgiens [1].

---

[1] Voir sur ce sujet : MOISSON. — Des différentes méthodes d'oblitération des pertes de substance du crâne, (Th. Paris, 1891,)

4° *Méningo encéphalite.* — Sera évitée par précautions anti-septiques.

En résumé, tout en faisant les réserves les plus absolues pour les contractures secondaires et permanentes bien déterminées, nous considérons la trépanation comme formellement indiquée dans tous les cas de troubles moteurs consécutifs à un traumatisme ancien du crâne, et si, quelquefois, elle n'est qu'une opération exploratrice, il faut bien reconnaître que, dans la plupart des cas, elle sera, sinon curative, du moins très palliative.

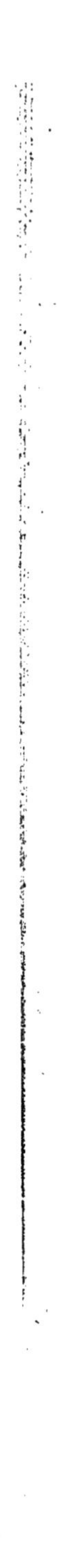

VI

OBSERVATIONS

1° LÉSIONS OSSEUSES

A — ESQUILLES

Obs. i. — Traumatisme ancien. — Accès épileptiformes. — Trépanation. — Esquille implantée dans le cerveau. — Guérison.

(WILLAMSON et Robert JONES, *Brit. med. Journal*, 26 octobre 1889)

Jeune homme employé dans une forge de Manchester, fit, il y a deux ans, une chute contre l'angle d'une muraille, et eut une plaie au niveau de la région rolandique gauche. Etourdissement et hémorrhagie abondante. Transporté à l'hôpital, il reprit connaissance et put sortir au bout de trois semaines; en ville, il contracta un érysipèle et revint à l'hôpital. Là, il eut la tête toute boursouflée et eut une première attaque épileptiforme, suivie de quelques autres. Il fut sans connaissance une partie de la journée, et on vit se développer une paralysie du bras et de la jambe droite qui dura trois semaines. La parole était lente et peu compréhensible, mais au bout d'une semaine, le langage était normal et bientôt la paralysie disparut. La plaie étant cicatrisée le malade quitta l'hôpital le vingt et unième jour.

Antécédents. — Le père et la mère se livrent à la boisson. Le malade est l'aîné de quatre enfants, tous vivants; sa sœur aînée est épileptique et presque imbécile.

Etat actuel (deux ans après le premier traumatisme). — On trouve une petite dépression triangulaire sur la région rolandique du côté gauche, à la place du traumatisme ancien.

Dans la nuit du 31 octobre 1888, le malade fut pris de deux attaques épileptiformes, et se rendit près du docteur Willamson pour subir un traitement. Des pilules apéritives furent prescrites, et jusqu'au 2 novembre il n'y eut aucun accès. Le 3 novembre, il y eut une série d'attaques qui forcèrent le malade à garder le lit; depuis, il n'a pas repris connaissance, si ce n'est après l'opération. Les attaques étaient courtes, mais se renouvelaient toutes les dix minutes.

Le docteur E. Byrne, médecin résident à l'hôpital Latchford, qui a pu suivre la succession des symptômes, les décrit ainsi : Au début, il y a des gémissements et de légers mouvements dans le côté droit, puis des tremblements dans le même côté, et enfin une rigidité tétanique des membres du côté droit, et des secousses dans la face. L'œil droit est pris de clignotements violents, bientôt suivis d'un nyctagmus rapide. Le soir, il y avait encore des clignotements sans nyctagmus et le malade était dans un coma profond.

Dans la même soirée, lorsque le docteur Jones vit le patient, celui-ci était très bas, le pouls marquait quelques pulsations, la respiration était superficielle et pleine de râles, les extrémités froides et violacées, la perte de connaissance complète. Les attaques se renouvelaient toutes les dix minutes. Jones fit la trépanation sur le champ.

Opération. — Assistants : docteurs Byrne et Willamson.

La tête rasée et lavée à la térébenthine, on fit une injection hypodermique de morphine et on administra l'éther.

Incision semi-circulaire à convexité supérieure, faite au-dessus de la cicatrice. Le périoste est décollé et rabaissé, mettant à nu l'ancienne dépression. Un trépan de 3/4 de pouce est placé à ce niveau. La rondelle osseuse relevée portait sur sa face profonde une *esquille triangulaire* implantée à angle droit et pénétrant dans le cerveau à une profondeur de près de un pouce.

L'ouverture correspondait à l'union du tiers moyen et du tiers inférieur de la scissure de Rolando, un peu en avant cependant et découvrant surtout la circonvolution frontale ascendante. La réimplantation osseuse ne fut pas faite. Pansement antiseptique rigoureux (sublimé, iodoforme).

Après plusieurs jours d'agitation, il y eut une amélioration considérable; le pouls devint bon, la respiration parfaite et les douleurs disparurent; il n'y eut pas d'attaques, mais les mouvements n'étaient pas parfaits. Le seul accident à noter fut une hernie cérébrale qui guérit par la compression.

Au mois de mai suivant, c'est-à-dire six mois après l'opération, il y eut de nouvelles attaques et un léger écoulement de pus par la plaie.

Nouvelle opération le 6 mai. — Nouvelle incision dans le voisinage de l'ancienne ; on découvre un *fragment osseux pointu qui s'enfonçait dans le cerceau.* — Hémorrhagie assez abondante. En juillet, le malade quittait l'hôpital complètement guéri et sans aucun trouble cérébral.

B. — ENFONCEMENT. — DÉPRESSION

Obs. II (résumée). — **Fracture ancienne du crâne avec enfoncement. — Accès épileptiformes. — Trépanation quatre ans après guérison.**

(ROUTIER. — Société de Chirurgie, mars 1886).

Malade de 30 ans, employé de chemin de fer. Pas de syphilis, tuberculose ou d'épilepsie dans l'hérédité. En juillet 1881, il est pris entre deux trains et mutilé (amputations). Plaie du cuir chevelu avec fracture du crâne. La plaie fut réunie très vite, mais il resta une fistule qui donna du pus pendant deux ans, sans élimination de fragments osseux. Le lendemain de l'opération, il n'y avait ni troubles cérébraux, ni paralysie.

La fistule s'est tarie en 1883. Huit jours après la fermeture de la fistule, le malade a commencé à ressentir au niveau de sa cicatrice des douleurs vives spontanées, irradiantes, se montrant par crises.

En mai 1885, sans accident précurseur, le malade tombe dans la rue, perd connaissance et constate lorsqu'il revient à lui, au bout d'une demi-heure, que la main droite et tout le membre droit étaient contracturés. Cette contracture dura deux heures. Depuis, il y a eu quatre attaques semblables, mais sans contractures permanentes. La douleur persiste entre les crises et devient si violente que le malade ne dort plus et reste comme hébété.

L'examen des yeux, des oreilles, de la langue, l'état de la sensibilité et de la motilité ne révèlent rien d'anormal. Apyrexie complète.

Sur le côté gauche du crâne, à 2 cent. 1/2 de la ligne médiane, à 8 cent. 1/2 au-dessus du rebord orbitaire, on trouvait une cicatrice déprimée en godet, et où l'on pouvait loger l'extrémité du petit doigt la pression ; à ce niveau était douloureuse.

Le godet avait 10 millimètres de profondeur, la peau était très adhérente à l'os que l'on sentait nettement dans la profondeur.

La trépanation fut faite antiseptiquement, et une couronne placée entre la dépression en godet et la ligne des centres située en arrière. La rondelle osseuse enlevée, on constate un épaississement de l'os, qui produit une dépression très nette de la substance cérébrale. L'os épaissi est enlevé à la gouge. La dure-mère adhérente à l'os reprend alors sa convexité.

Le trou fait au crâne avait la forme ovale et mesurait 5 cent. 1/2 sur 4 de large. Dans sa plus grande épaisseur, l'os mesurait jusqu'à 18 millimètres. Les suites opératoires furent simples, la guérison se fit rapidement.

Le deuxième jour, attaque épileptiforme ; mais depuis, le malade a recouvré la santé, il est débarrassé de tous les phénomènes cérébraux qu'il présentait antérieurement.

Obs. III (résumée). — **Traumatismes anciens. — Epilepsie Jacksonienne. — Parésie. — Trépanation. — Dépression. — Excision de substance corticale. — Guérison.**

(HORSLEY. — In Rolland).

Jeune homme de 24 ans. A 5 ans, la flèche d'une voiture lui tomba sur sa tête, lui fit une légère blessure et une légère fracture A 13 ans, coup de pied de cheval au même endroit. Trois mois après, attaques épileptiformes, toutes les trois ou quatre semaines.

Etat actuel. — Nombreuses cicatrices sur la tête de coups de pieds de chevaux (le malade était garçon d'écurie). Cicatrice et légère *dépression* produite par une fracture à l'angle supérieur et antérieur du pariétal gauche, douloureuse à la pression.

Attaques. — Aura abdominale ; douleur dans le côté gauche, besoin de défécation ; toux spasmodique. La tête et souvent les yeux étaient tournés vers la droite ; le bras droit était étendu par secousses, et le malade perdait connaissance. Tous les muscles étaient pris dans la flexion ; après l'attaque, le malade disait que son bras droit était faible pour quelque temps.

Diagnostic. — Le professeur Schaper et moi, nous avons montré que le centre des muscles du tronc était situé dans la circonvolution marginale sur la surface moyenne de l'hémisphère et que celui des muscles de l'abdomen est juste à l'extrémité postérieure du sillon frontal supérieur. Le professeur D. Ferrier a montré que le centre des mouvements de la tête et du cou est au-dessous de ce sillon et que celui de l'extension du bras était à peu près à son extrémité postérieure. Ces considérations amenèrent le docteur Buzzard à diagnostiquer une lésion située dans le tiers postérieur de la circonvolution frontale supérieure, c'est-à-dire juste au-dessous de la légère dépression du crâne.

Opération (13 juillet 1880). — Un lambeau est relevé et l'os trépané près de la dépression gauche; la table interne de l'os a été brisée en éclats; ces éclats forment une couronne dure autour de l'orifice interne de l'ouverture du crâne; cette ouverture est remplie de tissu cicatriciel. La dure-mère incisée, on trouva que cette cavité était cunéiforme, et avait de 1 à 5 centimètres de profondeur, sur 1 centimètre de large et était remplie de tissu connectif lâche. Elle était exactement située à l'endroit diagnostiqué et fut enlevée au moyen d'une incision circulaire faite à la distance de 5 millimètres.

Pansement antiseptique. Réunion immédiate et complète obtenue en trois jours. Température maxima 39°. Une semaine après l'opération, le malade se plaignait de faiblesse dans tout le membre inférieur droit. Tous les mouvements étaient atténués surtout ceux de la main. Cette parésie avait complètement disparu en août. Pas d'accès depuis l'opération jusqu'en avril 1887, si ce n'est trois légers accès de petit mal.

Obs. IV. — Traumatisme ancien. — Monoplégie brachiale. — Attaques épileptiformes. — Trépanation. — Enfoncement. — Guérison.

(FISCHER, de Breslau, Congrès allemand de chirurgie, 1883).

Homme de 47 ans, choc sur le crâne, enfoncement de la voûte qui détermine, malgré la réduction des fragments, une paralysie gauche qui ne disparaît que lentement; le membre supérieur gauche resta toujours un peu faible; environ deux mois après le traumatisme, se produisit une première attaque d'épilepsie, qui débuta par le membre paralysé, prit ensuite les muscles de la face, puis ceux du membre inférieur du même côté, pour passer enfin du côté opposé et de bas en haut. Il y eut assez souvent de six à douze accès dans les vingt-quatre heures. Le siége du mal étant supposé au niveau de la frontale ascendante, on fit, le 20 octobre 1887, une trépanation à cet endroit, qui correspondait à la partie postérieure de la cicatrice osseuse.

On trouva un enfoncement de la table interne qui pressait sur la dure-mère; pas de pulsations cérébrales. On enleva l'os jusqu'à ce que le cerveau battit librement. Guérison de la plaie, de l'épilepsie et de la faiblesse parésique du membre supérieur gauche.

Obs. v (résumée). — Blessure de tête par corps contondant datant de quatre ans.

(GALVANI (d'Athènes), Soc. de chir., 17 oct. 1888).

Homme, 22 ans, étudiant, sans antécédents héréditaires ou personnels, reçoit sur la région pariétale gauche une pierre volumineuse tombée d'une certaine hauteur. Fracture avec enfoncement, accidents immédiats peu graves et qui disparurent après l'évacuation d'un foyer purulent, et l'élimination de quelques fragments osseux. La guérison se maintint pendant deux ans, avec persistance de quelques éblouissements et de céphalalgie quand le malade essayait de s'adonner à un travail intellectuel un peu sérieux. Formation d'une petite fistule au niveau de la cicatrice cranienne et élimination de quatre fragments osseux, puis oblitération de la fistule. Il y a cinq mois, attaques épileptiformes qui disparaissent après l'élimination des débris osseux.

Actuellement, nouvelles attaques épileptiformes précédées d'aura motrice.

Trépanation (8 mars 1888) sur la dépression cranienne, adhérence des os à la dure-mère, drainage.

Suites opératoires bonnes. Deux attaques épileptiformes le sixième jour après l'opération.

La guérison se maintenait complète quatre mois environ après l'intervention

Obs. VI. - Ancienne fracture du crâne. — Enfoncement. — Accidents épileptiformes. — Trépanation. — Guérison.

(J. LUCAS-CHAMPIONNIÈRE, in Thèse de Dumas, Paris 1890)

Le nommé Cla..., **25 ans**, vigneron, a reçu en 1878, un coup de bigot (instrument en fer à deux dents), qui a produit un enfoncement du crâne à la partie postérieure du pariétal gauche; il y eut plaie et issue d'esquilles. A ce moment il n'y eut aucun accident sérieux. L'année suivante eut lieu la première attaque; les attaques sont venues d'abord tous les quinze jours, puis tous les mois; depuis, un peu plus rares; il est resté trois mois sans en avoir, mais depuis quelque temps, elles se sont multipliées (vingt jours d'intervalle entre les deux dernières). Les attaques sont généralisées d'emblée: il existe des douleurs de tête très violentes.

La dépression est facile à sentir; il existe à son niveau des adhérences de la peau.

Opération (24 janvier 1889). — Lambeau courbe à convexité supérieure; une petite couronne est placée au-dessus du foyer (la scie pénètre un peu dans les méninges). Tout le foyer déprimé enlevé; au-dessous, on trouve une véritable chambre, contenant du liquide céphalo-rachidien qui s'écoule en abondance. Les méninges adhérentes en masse sont détachées. La baie cranienne est considérable, elle mesure environ 6 centimètres sur 4.

Peu d'hémorrhagie.

Deux ligatures; quatorze sutures au crin de Florence; un drain.

Durée de l'opération : cinquante-cinq minutes.

Chloroforme hospitalier : 50 grammes.

Peu de vomissements, quelques douleurs de tête.

Suites opératoires excellentes.

Le malade a eu deux attaques successives, le **24 février**, juste un mois après l'opération.

Nota. — Revu six mois après, complètement guéri, pas de nouvel accès.

Obs. vii (résumée). — **Aphasie et hemiplégie suivies d'épilepsie à forme frustre avec perte de la connaissance, survenue quatorze ans après le traumatisme. — Fracture de l'os frontal gauche datant de seize ans. — Trépanation tardive; ponction exploratrice, deux ans après l'apparition des phénomènes nerveux. — Guérison avec observation du malade après quinze mois.**

(Leonte et Bardesco, in *Rec. de Chirurgie* 1891 p. 820).

G. Steph..., 28 ans, serviteur, entré à l'Hôpital le 7 novembre 1889. — A 12 ans, il a été blessé par un fer de cheval au milieu de la région frontale gauche; pas de perte de la connaissance, petite hémorrhagie; guérison rapide; jusqu'en 1887, n'a pas souffert. En décembre 1887 il est pris d'aphasie avec difficulté de la déglutition; connaissance intacte. Après huit jours, il recouvre la parole, mais incertaine, balbutiante; et reste dans cet état pendant deux mois. (Février 1888). Deux jours après la cessation de l'aphasie, il sent de l'engourdissement et des fourmillements dans le membre inférieur droit; paralysie complète en deux semaines et qui dure trois mois (mai 1888); puis, tandis que cette paralysie disparait, le membre inférieur du même côté se prend à son tour, mais la paralysie disparaît au bout de quinze jours. — Traitement iodure et bromure, électricité.

Trois mois après la disparition des phénomènes paralytiques (août 1888), accès fruste d'épilepsie pendant le sommeil, sans convulsions, accès caractérisé par de l'écume à la bouche, la congestion de la face et une perte totale de la connaissance; — aucun phénomène précurseur, aucun souvenir de l'accès; à son réveil difficulté de la parole de courte durée. — Quatre jours après, il sent une douleur, semblable à celle produite par un clou qui s'enfonce, dans le point frontal, là où eut lieu le traumatisme; d'où elle part pour faire le tour de la tête et après quelques secondes, il tombe sans connaissance — durée, dix minutes. — Les accès sont quotidiens, se répètent souvent deux fois par jour; jamais de convulsions aura partant toujours du point traumatisé. Les traitements sédatif et anti-syphilitique ne donnent aucun résultat.

État actuel (7 novembre 1889). — Au niveau de la région frontale gauche, à 5 centimètres au-dessus du sourcil, et à 3 centimètres de la ligne médiane, existe une petite cicatrice de forme étoilée, d'une étendue de 2 centimètres peu sensible et adhérente à l'os un peu enfoncé à cet endroit. Toutes les fois que le malade se couche sur le côté droit, ou qu'il tourne rapidement la tête de ce côté, il sent quelque chose qui le tire au niveau de la fracture, *comme si le cerveau était collé à l'os et s'étendait*, ce qui fait qu'il ne peut dormir que sur le côté gauche. Mêmes caractères des accès toujours précédés d'aura ; durée de 5 à 10 minutes. Aucun souvenir de l'accès.

Trépanation (17 novembre 1889). — Sur la place même du traumatisme ; périoste très adhérent à l'os en face de la cicatrice ; petite dépression de l'os en ce point. Adhérence aux méninges, épaississement de la dure-mère qui saigne facilement, est de coloration violette, âpre au toucher ; deux ponctions exploratrices sans résultat. Perte de substance osseuse mesure 6 centimètres sur 4 centimètres de forme ovoïde.

Pansement antiseptique ; drainage, suites opératoires bonnes. Depuis l'opération, le malade n'a plus eu d'accès. (mars 1891). Le point trépané est bouché par un tissu fibreux qui ne permet de percevoir ni l'orifice osseux, ni les pulsations cérébrales.

Obs. viii (résumée). — **Traumatisme ancien.** — **Attaques épileptiformes.** — **Excision de substance cérébrale.** — **Guérison opératoire.**

(Von Bergmann, Die operative Behandlung des traumastischen épilepsie.)

Jeune homme, de 20 ans, ayant eu à quatre ans une fracture compliquée du crâne, guérie après une longue suppuration. Début de l'épilepsie deux ans plus tard.

Actuellement, atrophie légère du côté droit. extension permanente de la main droite et de ses doigts, faiblesse intellectuelle ; deux attaques par vingt-quatre heures. Ces attaques débutaient sans exception par une hyperexten-tion tonique de la main droite, mais les phénomènes consécutifs sont variables ; quand l'attaque est complète, elle envahit successivement le bras, puis le membre inférieur droit, puis tout le corps et se termine par la rotation violente de la tête à droite.

Sur le pariétal gauche, une cicatrice déprimée, adhérente à la perforation de l'os. Le diagnostic fut : cicatrice du centre psycho-moteur de la main droite. Agrandissement au ciseau de la perforation osseuse et résection de la dure-mère dans l'étendue de la plaie ; on trouve à la surface du cerveau une dépression profonde, remplie d'un tissu aréolaire, des mailles duquel s'échappe une certaine quantité de liquide céphalo-rachidien ; hémostase minutieuse, puis décollement de la pie-mère. Le sillon de Rolando reconnu, on excise immédiatement en arrière de ce sillon, au point qui correspond au centre de l'extension de la main, un fragment de substance cérébrale de 1 centimètre carré de superficie sur 3 centimètres de profondeur ; tamponnement à la gaze iodoformée ; le lendemain suture de l'incision cutanée et pansement antiseptique. Guérison en trois semaines.

Immédiatement après l'opération, on constate une paralysie complète des extenseurs de la main droite, preuve que le centre moteur de ces muscles a été enlevé, et les attaques cessent ; mais elles ne tardent pas à reparaître quoique plus faibles, plus courtes et moins fréquentes. La paralysie des extenseurs persista pendant trois mois ; au bout de ce temps, elle commença à rétrograder ; mais au cinquième mois l'opéré n'exécutait encore que de faibles mouvements.

Obs. ix (résumée). — Epilepsie et folie épileptique dues à un traumatisme cranien remontant à vingt-cinq ans, et guéris par trépanation.

(BOUBILA et PANTALONI. — *In Gazette des Hôpitaux*, 10 mai 1892, n° 55)

P. L..., 31 ans, entrée à l'asile public d'aliénés des Bouches-du-Rhône, le 22 juin 1883, pour folie intermittente avec tentatives de suicide. Sa mère est d'une intelligence au-dessous de la moyenne et ne peut fournir aucun renseignement ; elle dit seulement que sa fille a des « crises de nerfs », sur la signification desquelles il est difficile d'être fixé.

L'examen du crâne fait constater un enfoncement d'un demi-centimètre de profondeur environ, assez régulièrement circulaire, d'à peu près 4 centim. de diamètre, siégeant à l'angle postéro-supérieur du pariétal gauche, mais intéressant un peu les sutures occipito-pariétales et bi-pariétale. Rien du côté des téguments.

Interrogée sur l'origine de cette dépression, la mère de la malade raconte un accident survenu à sa fille vers l'âge de six ans : Cette dernière, perchée sur une balançoire à une hauteur de 4 à 5 mètres (l'extrême de la courbe débrite par l'appareil), aurait tout lâché et serait venue frapper de son crâne une pierre d'assez grande dimension. Aucun renseignement précis sur les suites; l'enfant serait devenue fantasque, irritable et inapte à tout travail suivi, et aurait eu quelques crises nerveuses.

Depuis son entrée à l'Asile, P. L... a des accès d'agitation avec idées homicides; commet des actes de violence, a des vertiges, des impulsions, etc.

Trépanation (1er juillet 1891). — Incision à lambeau quadrilatère de 6 centim. de côté à base postérieure comprenant à la fois les téguments et le périoste. Application d'une couronne de trépan à l'angle antéro-externe de la surface osseuse dénudée; puis l'opération est continuée à l'aide du ciseau frappé des marbriers et du maillet. Incision cruciale de la dure-mère; l'arachnoïde, la pie-mère et le cerveau paraissent sains.

Les portions d'os enlevées sont épaissies et très dures; le diploé a presque complètement disparu. — A la dépression extérieure correspondait, par suite, une fosse d'égale dimension comprimant le cerveau.

Suture au catgut en surjet de la dure-mère; suture au crin de Florence des téguments, du périoste par un seul plan de points entrecoupés. Pansement à l'iodoforme sans drainage.

Suites opératoires excellentes.

Résultats : Heureuses modifications du caractère; P. L... devient peu à peu douce et prévenante, plus de crises.

Obs. x. (résumée). — Epilepsie ancienne d'origine traumatique. — Trépanation au niveau de la cicatrice osseuse. — Pas de modification dans l'état du sujet.

(MAUNOURY et CAMUSET, in *Archiv. de Neurologie,* vol. XXIV, n° 70, juillet 1892)

S... Alexandre, 23 ans, entré à l'asile d'aliénés de Bonneval le 11 septembre 1891.

Aucune trace névropathique dans les ascendants.

Antécédents personnels. — A 8 mois, S... Alexandre a eu une fois des convulsions; à 14 ans, il reçut un violent coup de pied de cheval à la tête;

plaie avec fracture du crâne à la partie antérieure et latérale droite. Guérison rapide. mais trois mois après, première attaque d'épilepsie. Les crises d'abord rares, se rapprochèrent, et à l'âge de 20 ans, il tombe au moins une fois par semaine et son intelligence s'affaiblit; à 23 ans, au moment de son entrée à l'asile, c'est un dément épileptique.

État du malade (septembre 1891. — La motilité et la sensibilité sous toutes ses formes sont normales — faciès sans expression, facultés intellectuelles affaiblies, surtout la mémoire; parole lente, mais bien articulée.

Les attaques d'épilepsie sont violentes, surviennent régulièrement, mais avec tendance à la série. Pas d'aura (il en existait une lors des premières crises), vertige, cri, chûte, période tonique, période clonique et coma avec ronflement. *Il n'y a pas prédominance des mouvements conculsifs à droite ou à gauche.* Au début de l'attaque, la tête s'incline légèrement à droite. Accès de folie épileptique, inconscients et passagers.

Localement il existe, sur le cuir chevelu au niveau de la région antéro supérieure droite, une cicatrice linéaire de dix centimètres de longueur; elle recouvre la partie supérieure et médiane du frontal, puis une petite partie antéro-supérieure du pariétal. Au-dessous de la cicatrice cutanée, on sent une cicatrice osseuse, saillante, un peu rugueuse ayant à peu près les mêmes dimensions.

Trépanation (16 octobre 1891) au niveau de la cicatrice; trois couronnes de trépan, et aggrandissement de la fenêtre osseuse avec la pince de M. L. Championnière.

Pas d'adhérence entre la dure-mère et le crâne. Saillies de la table interne correspondant à la dépression externe, — épaississement de la table interne de l'os.

Drainage de la plaie, sutures.

Suites opératoires. — Série d'attaques d'épilepsie : 9, le jour de l'opération, 5 le lendemain, 3 le jour suivant; agitation maniaque intense. Les attaques ont persisté : après l'intervention, il en a eu 36 pendant le premier mois, 17 pendant chacun des deux suivants.

Résultat. — L'intervention chirurgicale n'a produit aucune modification ni dans le nombre des attaques, ni dans leur sériation, ni dans leur intensité, ni dans leur durée. Même état mental.

C. — Cicatrice fibreuse

Obs. xi (résumée) — **Traumatisme ancien. — Hemiparésie. — Attaques épileptiformes. — Trépanation. — Ablation de substance corticale.**

HORSLEY. — (*British. med. journ..* 1886).

Jacques B..., 22 ans, fracture du crâne avec enfoncement à 15 ans, ablation des esquilles ; guérison rapide ; début des attaques un an après le traumatisme ; augmentation progressive de leur fréquence.

Actuellement, sur le sommet gauche de la tête (point correspondant au 1/3 supérieur de la circonvolution frontale ascendante) cicatrice carrée, douloureuse et dont la pression exagère les attaques ; absence d'os à ce niveau. Plus de 3000 attaques par semaine ; débutant par le membre inférieur droit, et enfin le côté droit de la face ; rotation de la tête et des yeux du côté droit. Les mouvements étaient caractérisés d'abord par l'extension, puis une certaine confusion et enfin la flexion. Hemiparésie droite. — Pas d'altération de la sensibilité ; réflexes exagérés des deux côtés.

Trépanation le 25 mai 1886.

L'os autour de l'ancienne ouverture fut enlevé, et on trouva que l'arachnoïde, la dure-mère et la peau formaient une masse homogène de tissu fibreux ; cicatrice du cerveau très vasculaire, rouge, et d'à peu près 3 centimètres de long sur deux de large. Excision de la cicatrice sur une profondeur de 2 centimètres. Guérison de la plaie en trois semaines.

Suites. — Paralysie des doigts du membre supérieur droit, avec flexion du poignet, et supination de l'avant-bras ; perte de la sensibilité locale du dos des deux phalanges des doigts ; perte du sens musculaire de la main.

Disparition de la paralysie au bout de deux mois, plus d'attaques.

Obs. xii (résumée). — **Traumatisme du crâne. — Parésie motrice et et sensitive du gros orteil et de la jambe droite au bout de quatre ans. — Trépanation. — Large cicatrice cystique du cortex. — Excision. — Amélioration.**

(Horsley, 8 novembre 1886. — In thèse de Maret, Paris 1890.)

G. W..., 37 ans, coup sur la tête à l'âge de 14 ans. Premier accès quatre ans plus tard ; affaiblissement intellectuel ; parésie du membre supérieur des doigts et de la jambe droite, particulièrement du gros orteil.

Trépanation (8 novembre 1886) ; couronne de trépan sur le centre moteur du gros orteil (partie supérieure de la scissure de Rolando, d'après Beevors et Horsley) ; os normal ; l'excision de la dure-mère montre une large cicatrice cystique ancienne du cortex ; excision incomplète de la lésion à cause de l'état de collapsus du malade.

Pansement strict de Lister avec spray et gaze phéniquée ; drain supprimé le lendemain de l'opération ; réunion immédiate ; température maxima 37· 7.

Amélioration considérable de l'état général et de l'état mental. La paralysie motrice est diminuée dans le membre supérieur ; elle reste stationnaire dans le membre inférieur.

Obs. xiii (résumée). — **Traumatisme ancien. — Epilepsie jacksonienne. — Trépanation. — Cicatrice fibreuse. — Vascularisation. — Guérison.**

(Thèse de Decressac)

Joseph B..., 16 ans. Rien à noter dans les antécédents. A été renversé, il y a sept ans, sur une route, par un cheval qui l'a piétiné. Il perdit connaissance pendant huit jours. Plaie contuse au niveau de la partie moyenne du pariétal droit, qui est fracturé. On retire dans la suite quelques esquilles osseuses.

Le malade sortit guéri de l'hôpital des enfants, en 1885. En 1887, accès convulsifs, d'abord espacés, tous les mois. Les attaques étaient légères, courtes et n'amenaient pas de perte de connaissance. Depuis un an, état notablement aggravé, crises plus violentes et plus fréquentes, mémoire altérée, forces diminuées: parésie de la jambe gauche. Pas d'aura ni de cri initial au moment de l'attaque. Le malade commence à agiter le bras gauche qui devient le siège de petits tremblements; puis les secousses se montrent dans la jambe et la cuisse du même côté. Déviation conjuguée de la tête et des yeux.

Après l'attaque, il reste pendant quelques instants dans un état d'hébétude assez marquée et revient progressivement à la connaissance.

État actuel. — Constitution robuste, système musculaire et osseux bien développé ; ni adipose, ni atrophies.

Le dynamomètre indique une puissance musculaire un peu moindre dans les muscles du côté gauche. Sensibilité diminuée du même côté. Les sensibilités spéciales (tactile, chaud, froid) ne sont pas modifiées, il en est de même de l'odorat et du goût. Au niveau de la partie moyenne du pariétal droit, dépression osseuse allongée, de près de 4 centim. dans le sens vertical.

Opération. — (15 octobre). Précautions antiseptiques. Chloroforme. L'incision cruciale est faite au niveau de la dépression qui correspond au milieu de la région rolandique, dans un point qui concorde avec celui qui est indiqué par les symptômes de localisation. On constate une fente osseuse de 7 à 8 millim. d'écartement, obstruée par un tissu cicatriciel dense qui est enlevé. Au moyen de la pince gouge, les bandes osseuses environnantes sont enlevées sur une assez grande étendue. Au niveau de la cicatrice existait un réseau vasculaire très développé et entremêlé de travées fibreuses. Les vaisseaux sont enlevés après ligature. La dure-mère incisée montre la surface corticale intacte. Elle est suturée ensuite au catgut. Les investigations ne sont pas poussées plus loin. M. Péan estimant que le tissu cicatriciel et les masses vasculaires étaient suffisants pour produire la compression. Suture des téguments et pansement antiseptique.

La guérison s'est faite rapidement et sans incident. Depuis, le jeune garçon n'a plus présenté la moindre crise épileptiforme.

D. — Modifications de texture osseuse. — Productions nouvelles

Obs. xiv (résumée), citée par Echeverria. — **Epaississement.**

Sir Henry Crampton (Dublin Hospitals Reports, vol. 1, p. 343) trouva un épaississement du péricrâne, avec extrême sensibilité et carie de la face interne du frontal, à l'endroit où le malade avait reçu un coup six mois auparavant.

L'épilepsie s'accompagnait de paralysie atrophique d'un bras et d'articulation embarrassée de la parole

La dure-mère, très vasculaire, s'ulcéra après l'opération, qui néanmoins amena en quinze jours la guérison de tous les symptômes.

Obs. xv (résumée). — **Traumatisme ancien. — Crises épileptoïdes. — Trépanation. — Hyperostose. Guérison.**

(Trélat. — Soc. de Chir., 27 juin 1888.)

Homme 26 ans, se fit, dans une chute de cheval, une large plaie des téguments du crâne au niveau du pariétal gauche ; il n'y avait ni dépression, ni saillie du squelette ; crises épileptoïdes au bout de trois ans et demi ; insuccès de l'hydrothérapie, du bromure de potassium.

Trépanation ; épaississement ; hyperostose du squelette ; pas d'autre lésion appréciable ; guérison.

Obs. XVI (résumée). — **Excision des centres du pouce provoquant des attaques d'épilepsie jacksonienne. — Trépanation. — Guérison.**

(NANCRÈDE. — Med. Now, 1888).

. Charles R..., 27 ans; jusqu'à l'âge de 9 ans, le malade avait joui d'une santé parfaite ; à cette époque, il fut frappé au niveau du pariétal gauche avec une telle force par une pièce de bois, qu'il perdit connaissance pendant trois heures. En reprenant conscience, il eut des convulsions qui se reproduisirent trois fois en peu de temps. Elles siégeaient à droite. Il fut trépané; on lui enleva sur le pariétal gauche dans la région rolandique une couronne d'os très dense. Il guérit, mais les attaques reparurent.

État actuel. — Douleur aiguë et pongitive partant, au moment de l'attaque, du siège du traumatisme pour atteindre le milieu de la tête. En même temps, sensation d'engourdissement dans la jambe droite. Le pouce droit était fortement fléchi sur la paume de la main ; le poignet et les doigts se plaçaient en extension et l'action des interosseux amenait une sorte de griffe imparfaite. Ensuite, la main et le poignet se portaient lentement dans la pronation forcée.

La tête s'inclinait à droite, avec rotation du même côté. Puis période clonique terminant l'attaque avec perte de connaissance absolue.

Opération. — Nouvelle couronne de trépan un peu en avant de l'ancienne opération. Os très dense. On se sert de l'électrisation pour rechercher le centre du pouce (2ᵉ quart inférieur de la pariétale ascendante). Il est incisé, et excisé, en profondeur jusqu'au voisinage de la couronne rayonnante.

Après le retour à la conscience, tout pouvoir moteur était perdu dans le pouce ; la flexion et l'extension de la main, des doigts et du poignet étaient affaiblies ; il y avait de plus une paralysie bien marquée du facial droit, de la moitié correspondante de la langue et une aphasie complète.

Le cinquième jour après l'opération, la parésie de la main et du poignet était devenue une paralysie complète. Cependant il était possible de provoquer quelques mouvements dans le pouce. Le vingtième jour le malade avait regagné tous ses mouvements de la main, mais le pouce était encore faible.

L'état général était excellent ; il n'y eut plus de convulsions.

Obs. XVII. (résumée). — **Traumatisme ancien. — Exostose. — Epilepsie partielle. — Trépanation. — Exostose enlevée. — Guérison.**

(SOUTHAM, LANCET, 9 février 1889)

Homme de 32 ans. Six mois auparavant, chûte sur le côté gauche vers la région temporale, plaies du cuir chevelu sans fracture apparente.

Quelque temps après l'accident, sans aura, crises convulsives limitées à la moitié droite de la face, perte de connaissance. Pas de paralysie. Pas de troubles de la parole, ni de troubles sensoriels.

On fit alors deux fois la libération de la cicatrice du cuir chevelu, avec amélioration passagère.

Trépanation. — La portion d'os enlevée ne présentait aucune trace de fracture, mais elle était irrégulièrement épaissie et sclérosée ; le diploé avait disparu et était remplacé par un tissu osseux et compact. La face profonde était raboteuse et portait une exostose de 1/4 de pouce de diamètre.

Guérison opératoire. — Les crises ont disparu une quinzaine de jours après l'opération, mais depuis janvier 1888, elles ont complètement disparu.

Une petite dépression indique le siège de l'opération ; mais la pression n'y est pas douloureuse et on n'y sent aucun battement.

Obs. XVIII. **Traumatisme ancien. — Ostéophyte. — Accès épileptiformes. — Trépanation. — Mort.**

(LUES et PAGE, Lancet 20 avril 1889)

Homme de 38 ans, tombé de cheval sur le front, quatorze ans auparavant, sept mois après, crises convulsives légères, puis de plus en plus rapprochées et violentes, caractérisées par des secousses dans le membre inférieur gauche et perte de connaissance. Alcoolique. Trépanation au niveau du centre du membre inférieur dans l'émisphère droit. Quinze jours après, mort, pendant une attaque extrêmement violente pour laquelle on administrait du chloroforme.

Autopsie. — La peau était cicatrisée ; au-dessous la dure-mère adhérait à la périphérie de l'orifice de trépanation qui était obturé par un caillot. La pie-mère et l'écorce adhéraient. A ce niveau la substance grise et la substance blanche étaient ramollies et hyperhémiées. Le long du sinus longitudinal l'os était irrégulier, et trois pouces en arrière de la suture coronale, il y avait un ostéophyte partant de la ligne d'insertion gauche du sinus.

Obs. xix.—**Traumatisme ancien du crâne. — Epilepsie Jacksonienne. — Enfoncement. — Trépanation. — Dure-mère épaissie et adhérente à la table interne ; perte de substance cérébrale. — Guérison.**

(Par le docteur L. Bouchen (de Rouen), — Premier Congrès de médecine mentale tenu à Rouen, séance du 8 août 1890).

Le nommé Hur..., 31 ans, salle des épileptiques, office XI, à l'hospice général, est sujet à des crises nocturnes qui remontent à l'âge de 15 ans. A cette époque il avait éprouvé un violent chagrin à la suite de la mort de sa mère. Ce malheur qu'il ressentit d'une façon extraordinaire exagéra un état maladif antérieur : migraines et céphalalgie persistantes, occasionnées par un traumatisme cranien (chûte sur le pariétal gauche, d'un pot à fleurs en grès tombé du deuxième étage).

Depuis, toute la région fronto-pariétale gauche est enfoncée, formant une calotte sphérique irrégulière concave ayant les dimensions suivantes : diamètre, 12 centimètres ; longueur, 7 centimètres ; profondeur, 7 centimètres 1/2. La cicatrice se dirige d'avant en arrière et de dedans au dehors, à l'union du frontal et du pariétal gauche, à cheval sur la ligne auriculo-bregmatique qui la coupe en deux parties inégales au niveau de la jonction des trois quarts antérieurs avec le quart postérieur.

Indépendamment de cette modification accidentelle des parois du crâne, le malade présente un peu d'asymétrie faciale au niveau de l'arcade sourcilière gauche qui semble un peu plus élevée que celle du côté droit. Voûte palatine normale.

Dans les antécédents héréditaires, à signaler seulement un peu d'alcoolisme chez le père qui est encore existant. La mère est morte d'une affection cancéreuse. Sur neuf enfants, cinq sont décédés tout jeunes ; restent un frère et deux sœurs en bonne santé. Dans toute la famille il n'y a pas de névropathies En juillet 1888, Hur... avait une moyenne de douze crises par mois, à deux ou trois jours, quelquefois une semaine d'intervalle.

Ces crises se produisent de la façon suivante :

Réveillé en sursaut, le malade voit un nuage passer devant ses yeux, il se sent étourdi, avec un grand engourdissement dans les membres: quelquefois, mais rarement, il n'a pas le temps d'appeler à son aide. Alors un fourmillement commence à être perçu dans la main gauche, monte dans le bras, gagne l'épaule, puis descend le long du thorax et de l'abdomen jusqu'à la cuisse et la jambe du même côté.

La durée de cet état est de 30 à 45 secondes. A ce moment précis, cris et perte de connaissance. Aussitôt la tête se porte dans la flexion latérale gauche, tandis que le bras droit se met en extension complète à angle droit avec le corps. La jambe droite est le siège d'une contraction des extenseurs, mais reste néanmoins dans sa position habituelle.

Les membres du côté gauche demeurent inertes le long du corps. Au bout de 5 à 10 minutes, sans qu'il y ait eu de troubles respiratoires ou de convulsions cloniques, il revient à lui et reste hébété 1 ou 2 minutes, appelle ses parents, cherche à se dégager des mains qui le maintiennent, puis s'endort pendant un temps variable qui dure parfois deux ou trois heures..

Au réveil, il est courbaturé.

Rarement les attaques s'accompagnent d'incontinence d'urine; en revanche, il y a presque toujours écume à la bouche et morsure peu profonde de la langue, d'où absence de cicatrices.

En dehors de ces crises, ce malade jouit d'une bonne santé, il est intelligent, affectueux pour ses parents. L'état de la sensibilité et des divers organes n'offre rien de spécial. Les pupilles à l'état habituel sont très dilatées.

En présence de ces accidents épileptiformes consécutifs à un traumatisme et allant en s'accentuant, de manière à condamner ce malheureux à passer toute sa vie dans une salle d'épileptiques, nous lui proposâmes l'opération du trépan comme devant lui donner, sinon une guérison complète, difficile à cause des adhérences probables, après les seize ans écoulés depuis l'enfoncement du crâne, du moins une amélioration de la maladie.

Notre idée fut acceptée avec le plus grand empressement. Le 18 juillet 1888 l'opération est faite par le docteur Hue avec mon concours et celui de nos internes, MM. Caron, Gaufestre et Lainey. Un cercle de douze perforations est établi avec la tréphine autour de la dépression; la pince de Liston réunit ces pertes de substance et la lamelle cranienne circonscrite est enlevée. Il faut alors détacher la dure-mère qui présente une adhérence considérable à l'os, dont on doit râcler la surface avec la rugine. A peine quelques gouttes de sang et de liquide cephalo-rachidien s'écoulent en ce moment.

Nous trouvons alors une perte de substance cérébrale de la grosseur d'un noyau de pêche correspondant à la partie antérieure de la cicatrice et dépourvue de la dure-mère dans une zone ayant les dimensions d'une pièce de 2 francs circonscrite par ce bourrelet de membrane épaissie qu'il avait fallu détacher de la table interne de pariétal.

Pendant la ligature d'une veinule méningée, des contractions musculaires de peu d'importance surviennent pendant quelques secondes dans les bras, dans l'avant-bras et la main droite. La plaie suturée avec grand soin fut recouverte d'un pansement sec à l'iodoforme et à la ouate boro-salicylée. L'opération sous le chloroforme avait duré une heure trois quarts, sans que les pouls et la respiration aient varié un seul instant.

Le soir, la température était de 37°, le pouls à 72. Nous donnons comme alimentation du lait et du bouillon. Le 20 juillet, le thermomètre ne dépasse pas 37. Le 21 juillet, il y eut un peu d'insomnie dans la nuit et 38°, que nous attribuâmes à ce que le malade n'était pas allé à la selle depuis quatre jours, et un purgatif léger eut raison de cet état. Le 22 au soir, la température était revenue à 37°. Le 24, nous commençons à donner de la viande au malade; la nuit il ressentit une sorte d'aura analogue à celle du début de ses crises. Le 25, le pansement est renouvelé, les points de suture retirés, ainsi que les drains. Il n'y avait pas une goutte de pus à la surface de l'incision. Le 26, le malade commence à se lever et à manger comme d'habitude. Dans la nuit il ressentait toutefois quelques fourmillements. Tout allait donc à souhait, quand dans la nuit du 4 août, Hur... avait six crises coup sur coup comme avant l'opération. Puis celles-ci se produisent encore dans l'ordre suivant :

12 et 14 août.....................	2	crises.
29 août.........................	1	—
Dans le mois de septembre...........	5	—
— d'octobre...............	1	—
— de novembre............	6	—
— de décembre............	2	—
— de janvier.............	8	—
— de février.............	9	—

En présence de cet insuccès *relatif*, en ce sens que les crises n'atteignent plus le chiffre de 12 par mois qui était la moyenne auparavant, nous pensâmes qu'il fallait laisser s'écouler un certain temps pour se prononcer sur l'utilité qu'avait eue notre intervention.

En 1889, la moyenne des crises était de cinq par mois; cet état demeura le même au commencement de 1890.

Depuis Pâques jusqu'à la fin du mois de juin, il n'y a pas eu de crises.

En juin, il y en a eu quatre. En juillet, absence complète.

Le bromure que donne notre collègue, M. Chaboux, actuellement chargé du service des épileptiques, ne peut pas contribuer seul à cette amélioration, attendu que nous l'avions employé auparavant sans modifier d'une façon aussi favorable l'état du malade.

Celui-ci se trouve beaucoup mieux, ses crises lui semblent moins pénibles qu'autrefois, et lorsque nous le rencontrons à l'hospice général, il ne manque jamais de venir nous exprimer sa reconnaissance pour le soulagement que nous lui avons apporté.

En résumé, deux ans après l'opération, les crises ont diminué dans une proportion de moitié.

Obs. xx (résumée). — **Fracture ancienne du crâne avec enfoncement; paralysie du membre supérieur gauche survenue huit ans après le traumatisme. - Trépanation. — Hypérostose. — Guérison.**

(FÉVRIER. — *Société de chirurgie*, 2 février 1891.)

Fracture ancienne avec enfoncement du pariétal droit chez un jeune soldat du 62e de ligne. L'accident remontait à huit ans, et n'avait été suivi que de quelques troubles paralytiques passagers du membre supérieur gauche; quinze jours après, tout avait disparu. Il fut incorporé, et, pendant plus d'un an, fit fort bien son service. A la suite des grandes manœuvres de 1889, il fut très fatigué, et la paralysie du membre supérieur gauche reparut. Il fut admis à l'hôpital, où l'on constata qu'il s'agissait d'une paralysie de la motilité et de la sensibilité. Il y avait aussi un commencement d'atrophie des muscles du bras et de l'avant-bras. M. Février trouva un enfoncement du pariétal droit, de 5 millimètres sur 6, et à 3 millimètres au-dessous du bregma.

La trépanation fut faite avec l'assistance de M. Picqué ; on enleva plusieurs couronnes de trépan ; la dure-mère étant saine ne fut pas incisée, mais le tissu osseux était *hyperostosé*, et très dense.

Suites opératoires excellentes ; après quelques jours les phénomènes de paralysie avaient disparu, et la guérison était complète au bout de dix-huit mois (1).

Obs. XXI. — Traumatisme ancien. — Attaque épileptiforme avec aura auriculaire. — Trépanation. — Ostéite condensante. — Guérison.
(G. Marchant. *Traité de chirurgie*, t. III. p. 176, Paris, 1891)

En 1886, nous avons trépané, avec M. le docteur Trélat, un Brésilien qui, six ans auparavant, et en tombant de cheval contre un arbre (mai 1880), s'était fait une blessure du cuir chevelu, accompagnée d'otorrhagie et de perte de connaissance qui dura quarante-huit heures environ. En janvier 1882, ce blessé eut une attaque épileptiforme avec aura auriculaire ; une crise semblable eut lieu en janvier 1884 et en décembre 1885. Dans l'intervalle, le malade a du vertige, des bourdonnements d'oreilles, et il est incapable de tout effort intellectuel ; aucun trouble d'hystérie. A l'examen, après avoir fait raser la tête, on trouve à droite une cicatrice cruciale, située à 8 centimètres au-dessus du conduit auditif externe et sur le trajet d'une ligne allant du vertex à ce conduit auditif externe : au-dessous de la peau et en ce point l'os fait une saillie plus appréciable que du côté opposé. M. Trélat pensa qu'il s'agissait d'une fracture ancienne du crâne et, devant ces accidents présentés par le blessé nullement modifié par un traitement médical (bromure de potassium, douches), et du désir formel, exprimé par le malade, d'être délivré de ses vertiges, il conclut à l'opportunité d'une trépanation.

Cette opération, qui fut pratiquée en janvier 1887, révéla une irrégularité et un épaississement considérable des os du crâne (ostéite condensante) ; la dure-mère, quoique saine, fut incisée ; le blessé guérit rapidement de cette intervention, et depuis cette époque il n'a plus eu de vertiges et n'a présenté aucun accident épileptiforme.

(1) Cette observation vient d'être l'objet d'un rapport de M. Gérard-Marchant à la Société de Chirurgie (séance du 5 octobre 1892).

Obs. XXII. — Epilepsie traumatique. — Aphasie et parésie (du membre supérieur gauche) durant depuis six ans. — Trépanation. — Guérison.

(Heuston, *in British médical journal*, 1892. — Concours médical, 9 juillet 1892)

Homme, 30 ans, ancien soldat, fait une chute de cheval; transporté immédiatement à l'hôpital, il resta dans le coma pendant une quinzaine de jours, puis il reprit graduellement connaissance et put quitter l'hôpital au bout de quatre mois. Il était alors aphasique. Quelque temps après sa sortie de l'hôpital apparurent des convulsions épileptiformes se montrant fréquemment à intervalles irréguliers jusqu'à trois fois certains jours, cessant parfois pendant tout un mois.

Les attaques apparaissaient quand le malade était exposé à une lumière solaire trop vive. Elles étaient pressenties par le malade et étaient précédées par l'apparition de points lumineux devant les yeux. Après la disparition des convulsions, il restait une sensation d'anéantissement qui durait parfois une semaine, et une céphalalgie que rien ne pouvait faire disparaître.

Le malade se plaignait, en outre, d'une sensation de faiblesse dans le bras et dans la main gauche.

Devant la persistance des accidents et l'absence d'amélioration au bout de six ans, M. Heuston résolut de pratiquer la trépanation sur le côté gauche du crâne, en un point où existait une dépression qui s'était produite au moment de la chute de cheval.

La rondelle osseuse, qui fut enlevée, montra combien l'os était épaissi; la dure-mère était également épaissie. En comprimant cette membrane, on sentait quelques légers battements qui n'étaient pas perçus quand on n'exerçait aucune pression. Une ponction faite à travers la dure-mère ramena une petite quantité de liquide séreux; il s'en écoula une très grande quantité quand l'aiguille fut enlevée.

Les pulsations du cerveau furent alors perçues à travers la dure-mère sans qu'on eut besoin de la comprimer.

La rondelle osseuse que le trépan avait enlevée fut réduite en petits morceaux, qu'on plaça au point où avait été faite la trépanation. La plaie cutanée fut ensuite suturée et drainée.

L'opération, faite le 24 mars 1892, eut des suites très favorables. Pendant les premiers jours, il s'écoula une quantité assez considérable de liquide à travers le drain, et le pansement dût être changé à différentes reprises; il put cependant être enlevé le 1er avril.

Tout pansement fut supprimé à partir du 4 avril et le malade put se promener dans l'hôpital. A l'examen du crâne, on pouvait constater que les parcelles osseuses, placées dans la région où avait porté le trépan, s'étaient soudées les unes aux autres.

Les crises épileptiformes n'ont plus reparu; la parole, toujours un peu hésitante, est cependant devenue plus facile. Enfin, la sensation de faiblesse que le malade accusait dans le bras et dans la main gauches a disparu.

E. — Pincement des méninges

Obs. xxiii (personnelle). — **Fracture ancienne du crâne. — Crises épileptiformes. — Impulsions criminelles. — Trépanation. — Pincement de la dure-mère. — Pleuro-pneumonie. — Guérison constatée vingt-deux mois après l'intervention.**

(Recueillie dans le service de M. le professeur Lanelongue)

Michel D..., 32 ans, résinier, originaire des Landes, entré à l'Hôpital Saint-André, dans le service de M. le professeur Lanelongue salle n° 17, lit n° 38, le 21 décembre 1890.

Antécédents héréditaires. — Père et mère morts à un âge avancé; aucune tare syphilitique, tuberculeuse ou névropathiques dans les ascendants ou les collatéraux.

Antécédents personnels. — Jamais aucune maladie pendant son enfance ou son adolescence, sauf quelques accès d'impaludisme. Ni syphilis, ni tuberculose.

En Avril 1881, Michel D..., se trouvant mêlé à une querelle, reçoit sur le front un violent coup de bâton; le traumatisme porta exactement sur la partie latérale gauche du front et à 3 centimètres au dessus du sourcil, très près de la ligne médiane. Il y eut perte de connaissance immédiate, et le médecin appelé en toute hâte constata l'existence d'une plaie contuse peu étendue au point où avait porté le coup et à ce niveau un enfoncement du frontal. La perte de connaissance persista jusqu'au lendemain vers midi ; la plaie se cicatrisa assez rapidement, et le malade put bientôt reprendre son travail. La guérison semblait parfaite.

Pendant un an la santé resta excellente ; ni maux de tête, ni troubles de la sensibilité ou de la motilité ; rien d'anormal ne se produisit, sauf un peu de diminution de l'acuité auditive de l'oreille gauche qui s'était manifestée aussitôt après l'accident, et qui avait persisté.

En avril 1885, Michel D..., est pris un jour, sans prodrômes et sans cause connue d'une céphalgie intense, ayant son m...ximum sur le front, au niveau de la cicatrice : ces douleurs durèrent vingt-quatre heures, puis disparurent. Depuis cette époque elles se reproduisent à des intervalles irréguliers, quelquefois tous les quinze jours, d'autres fois plus souvent, mais toujours avec les mêmes caractères : le malade éprouvait à ce moment là une douleur gravative avec maximum dans la région frontale et du côté gauche au point qui avait été le siège du traumatisme.

En mars 1886, les douleurs céphaliques furent plus violentes que précédemment ; quelques troubles intellectuels se manifestèrent, et il se produisit même une perte de connaissance qui dura environ demi-heure.

Au mois d'août 1886, il eut une crise que son médecin qualifia de crise épileptiforme ; elle survint brusquement, nous dit le malade sans prodrômes, longtemps après son dernier accès de céphalalgie ; elle débuta par un embarras assez marqué de la langue, puis la perte de connaissance se produisit très rapidement. Michel D..., à son réveil ne se souvint de rien, mais il a entendu dire qu'il avait eu de violentes convulsions. Plusieurs fois, dans les crises qui ont suivi et sur lesquelles il ne peut guère nous fournir des détails précis, il s'est mordu la langue, il est tombé la face contre terre ; jamais il n'a eu d'émission involontaire d'urine ou de matières fécales.

Les crises se sont reproduites deux ou trois fois par an pendant les années suivantes ; et juin 1890, il a eu un accès plus intense que les précédents ; la céphalalgie a été beaucoup plus accusée, et reparait plus souvent depuis cette époque.

Le 3 Décembre 1890, Michel D..., a refusé sans motif de se rendre à son travail malgré l'ordre de son maitre ; *il lui semblait qu'il était obligé de parcourir la commune où il habite et les communes voisines* ; rien ne motivait cette course, mais il avait dans l'esprit l'idée qu'il lui arriverait malheur, qu'il serait puni, s'il n'obéissait pas immédiatement à cette impulsion. Il partit aussitôt, courut la campagne, marchant à l'aventure, sans but, et rentra chez lui dans la soirée à une heure très avancée, harassé de fatigue ; il a parfaitement conservé la mémoire des villages qu'il a traversés, de tous les actes qu'il a accomplis, mais il ne sait sous quelle influence il a été poussé. Son caractère est devenu très irritable ; il se fâche, se met en colère à tout propos sans aucune raison et va même dans ces accès de fureur jusqu'à *menacer de mort* sa femme et ses enfants pour lesquels il a cependant la plus grande affection ; il a eu l'idée *d'incendier* les forêts de pins au milieu desquelles il habite, etc. Puis après ces accès de colère, que rien n'explique, quand il recouvré sa raison, il reconnait tout ce que ses actes ont d'absurde et de criminel ; il est le premier à s'accuser.

État actuel (21 décembre 1890). — A son arrivée à l'hôpital, l'état général parait assez bon ; l'intelligence semble intacte ; la parole n'est pas modifiée ; les forces musculaires sont égales des deux côtés ; les reflexes sont normaux. Il n'existe aucun trouble de la motilité ni de la sensibilité générale ou spéciale. Les fonctions des organes des s... ne présentent aucune modification ; si ce n'est du côté de l'oreille ...el.; où l'acuité auditive à distance est presque abolie depuis l'accident.

Localement, au niveau de la région antérieure du front et sur la partie latérale gauche près de la ligne médiane et à 3 centimètres au-dessus du sourcil, on voit une cicatrice ancienne, peu marquée. Près de cette cicatrice, existe un relief osseux assez accusé, mais que l'on retrouve du côté opposé, au point symétrique ; on note du côté gauche, au-dessous de la cicatrice, une *petite dépression*, en cupule, dans laquelle s'enfonce l'extrémité de l'index et de cet enfoncement part une ligne déprimée qui se dirige en dehors et un peu en haut sur une longueur de 3 centimètres. La percussion et la pression en ce point ne provoquent aucune douleur, n'éveillent pas de sensibilité anormale, et ne produisent aucun trouble cérébral.

L'examen des yeux fait par M. le docteur Latrille, chef de clinique ophtalmologique, ne révèle aucun symptôme, aucune lésion pathologique. Pour l'œil droit, le champ visuel s'arrête en dehors à 65°, en bas à 60°, en haut à 55° et en dedans du côté nasal à 50°. Il est de même pour l'œil gauche. L'acuité visuelle est normale des deux côtés.

Les urines sont physiologiques ; ajoutons enfin que le malade a été soumis à l'iodure, puis au bromure de potassium, sans succès.

Trépanation (8 Janvier 1891). — Après avoir fait raser la tête et pris les précautions antiseptiques habituelles, M. le professeur Lancelongue fait une incision cruciale dont une des branches suit exactement la ligne déprimée (8 centimètres) et dont l'autre lui est perpendiculaire (4 centimètres) ; les lambeaux cutanés et le périoste sont disséqués et réclinés en dehors ; application d'une couronne de trépan de 18 m.m de diamètre sur le milieu de la ligne déprimée. La rondelle osseuse enlevée par le trépan présente les traces d'une ancienne fracture et sur sa face interne on constate que la dure-mère pincée dans le trait de la fracture, est plissée, tiraillée, difficile à détacher. La dure-mère est ainsi enclavée entre les deux fragments sur une longueur de 3 cent. 5 environ ; partout ailleurs elle parait saine. M. le professeur Lancelongue applique une seconde couronne de trépan près de la première et toujours sur la ligne déprimée, et il achève de libérer entièrement la dure-mère à l'aide de la double gouge. Les battements de l'encéphale sont normaux.

A la fin de l'opération, la perte de substance osseuse présente une forme à peu près losangique ; le grand axe est dirigé horizontalement et un peu de bas en haut en allant de dedans en dehors, mesure 5 cent. 5 ; le petit axe, 2 cent. 5. Cette perte de substance correspond à toute la partie déprimée ; hémostase ; lavage à l'aide de la solution phéniquée à 5 0/0, puis à la liqueur de Van Swieten ; suture du périoste et des téguments ; pansement sec à l'iodoforme, légèrement compressif.

Durée de l'opération, y compris la chloroformisation et le pansement : 55 minutes.

Rapporté dans son lit, Michel D... se réveille lentement ; la journée se passe sans incident digne d'être signalé, mais pendant la nuit, il présente *quinze crises épileptiformes*. Elles ne paraissent pas précédées d'aura motrice ou sensitive, durent quelques minutes, sont caractérisées par des convulsions surtout du côté droit du corps, mais presque immédiatement généralisées. Aussitôt après la crise, le malade retombe dans un demi-coma ; les pupilles sont un peu dilatées, mais également des deux côtés ; elles réagissent normalement à la lumière.

9 janvier. — Le malade est dans le demi-coma, il ne comprend pas les questions qu'on lui adresse. Incontinence d'urine. Température ; matin, 39°6 ; soir, 40. Pouls à 120 pulsations par minute. Pas de crises dans la journée ; *une* seule dans la nuit.

10 janvier. - - Amélioration notable; retour de l'intelligence. Pas de crise. Température : matin, 38° 2 ; soir, 39. Pouls régulier à 105. Incontinence d'urine et des matières fécales. Le pansement est enlevé; bon état de la plaie; pas de rétention de liquide sous les lambeaux.

11 janvier. — Pas de crise; l'amélioration continue. L'incontinence d'urine et des matières fécales a disparu. Température : matin, 38° 4; soir, 39° 6.

12 janvier. — Point de côté à droite; submatité étendue du thorax surtout en arrière et à la base. Diminution du murmure vésiculaire à droite. Crachats rouillés. Côté gauche normal. Température : matin, 39°; soir, 39° 2.

13 janvier. — Aucun symptôme cérébral. Persistance et affirmation des signes de pleuro-pneumonie; bronchophonie; bruit de souffle.

14 et 15 janvier. — Même état. Les troubles pleuro-pulmonaires ne s'amé liorent que lentement. Température ; matin, 39° 8; soir, 40°. Pouls à 135.

19 janvier. — Deuxième pansement : réunion par première intention ablation des points de suture. Même état du poumon droit; quelques gros râles muqueux. Température : matin, 38° 6; soir, 39°.

29 janvier. — Etat général bon. Aucun trouble cérébral, ni convulsions ni paralysies; pas de douleur spontanée ou provoquée au niveau de la cica trice opératoire. Persistance d'obscurité respiratoire dans la moitié inférieure du poumon droit. La température est normale.

10 février. — Exit paraissant complètement guéri de ses troubles cérébraux, mais présentant encore des traces de sa pleuro-pneumonie.

19 octobre 1892. — M. le professeur agrégé Cassaët a revu le malade plusieurs fois depuis sa sortie de l'hôpital, et il a pu constater tout récemment encore que la guérison s'est maintenue parfaite. Michel D... a pu reprendre son métier pénible de résinier; il n'a présenté aucun trouble moteur ou intellectuel; les impulsions n'ont pas reparu et son caractère est redevenu ce qu'il était avant l'accident; il n'est plus irascible et emporté. La guérison se maintient complète vingt-deux mois après la trépanation : elle semble donc définitive.

Obs. XXIV (personnelle)[1]. — **Fracture du crâne.** — **Dépression consi-dérable avec enfoncement de l'occipital au niveau et au-dessous de la suture pariéto-occipitale gauche.** — **La dépression atteint la ligne demi-courbe supérieure de l'occipital.** — **Désordres du mouvement et du langage.** — **Troubles de la vue.** — **Guérison avec retour des facultés perdues, constatée deux ans et deux mois après l'accident.** — **Crises épileptiformes.** — **Trépanation. Pincement de la dure-mère entre les fragments** — **État station-naire.**

(Recueillie dans le service de M. le professeur Lanelongue).

B... (Pierre), âgé de 26 ans, est employé au chemin de fer de Nizan-Saint-Symphorien. Le 1er juin 1876, M. le docteur Dartigolles était mandé par dépêche à Nizan, auprès du sieur B..., qui avait été précipité d'un fourgon. Le chef de gare, qui assistait à la manœuvre, raconte ainsi l'accident : La machine était partie très vite, pour lancer avec force le fourgon sur une pente qui, après l'impulsion, lui permet de marcher sans locomotive. En passant près du réservoir d'eau, B..., qui se tenait à droite du fourgon, le corps penché en dehors et retenu par la main gauche à une tringle en fer, voulant éviter que le tuyau en cuir de la cuve ne frappât son visage, se pencha davantage, tournant l'occiput dans la direction du mouvement. Par suite de ces deux mouvemets, la partie postérieure de la tête vint heurter violem-ment la corniche d'un des piliers du réservoir, et aussitôt le corps fut projeté à trois mètres hors de la voie. On releva B... sans connaissance, perdant beaucoup de sang par une plaie de la tête.

Un peu au-dessus de la ligne courbe occipitale supérieure gauche existe une large plaie de 6 à 7 centimètres à bords nets. À la jonction des deux pariétaux avec l'occipital (lambda), une autre plaie. Elles saignent si abon-damment qu'il est impossible de constater à ce moment, soit une solution

---

[1] Toute la première partie de cette observation a déjà été publiée par M. le professeur Oré, qui observa le malade et fit à ce sujet une communication à l'Aca-démie de Médecine (12 novembre 1878). Nous reproduisons cette note *in extenso* à cause de l'importance que présente ce cas.

de continuité, soit même une dépression des os. La pression est douloureuse sur le côté gauche de la tête. De ce même côté, un épanchement de sang couvre les régions temporale, pariétale et surtout le derrière de l'oreille jusqu'au cou; contusions de l'angle externe de l'orbite et de la bosse frontale gauches. Aucun écoulement par les orifices; pas d'ecchymoses sous-conjonctivales, pas de paralysie de la face, pas de déviation des yeux, pupilles normales.

Aux membres, on constate une diminution de la sensibilité à droite, et, quoique le blessé puisse mouvoir le membre supérieur droit, la force y est manifestement moindre, quand il serre, qu'à gauche.

Le 8 juin, le malade semble reprendre un peu de connaissance, mais il éprouve encore beaucoup de difficulté pour parler. Il est lent à comprendre ce qu'on lui demande; il faut même le lui répéter plusieurs fois. Il ne cherche à répondre que lorsque la demande est faite en patois; il essaye alors de le faire, mais il prend alors un mot pour un autre, et s'impatiente de ne pouvoir pas trouver le mot qui traduirait sa pensée.

Quand on lui tend la main, il hésite à la prendre et fait pour la saisir des mouvements incertains, qui prouvent que la vue est troublée. Il serre avec difficulté et moins facilement de la main droite; il accuse des fourmillements douloureux dans cette main. Il n'a pu encore tirer la langue de la bouche. Le gonflement de la tête, qui a beaucoup diminué, permet de découvrir, en promenant l'index le long de la plaie verticale, une dépression assez étendue. Ici se présente un fait qui étonne beaucoup ceux qui entourent le malade.

Ce jeune homme parle patois habituellement ; cependant il parle français dans les bureaux de la compagnie du chemin de fer. Il a quitté le service militaire le 21 juin 1875; il était sergent. Or, depuis son accident, il répond toujours en patois aux questions qu'on lui adresse, et c'est le 10 juin seulement que l'on constate, avec la plus grande évidence, qu'il ne comprend pas quand on lui parle français, tandis qu'il répond quand on le questionne en patois.

Le 12 juin, la tête est rasée, ce qui permet de voir à gauche, un enfoncement pouvant facilement loger deux doigts. Cet enfoncement commence à la jonction des deux pariétaux, avec l'occipital, et finit à gauche de la protubérance occipitale externe. La direction est légèrement oblique de haut en bas et d'avant en arrière.

Les facultés reviennent cependant, la vue est meilleure; il parle moins difficilement, quoique certains mots soient lents à venir. Le 8 août, la vue est meilleure, mais le malade voit toujours mieux de côté que de face. Quand il regarde avec les deux yeux, la vue n'est plus double, mais elle se trouble après quelques instants; s'il écrit, il a de la difficulté pour reprendre la ligne. Il comprend bien ce qu'on lui demande, mais il conserve un peu de lenteur pour parler. Il cherche le mot, qui ne vient pas. Le 6 septembre, la vue est bonne, quoique moins claire qu'avant l'accident. La parole est un peu plus facile, mais le malade s'exprime toujours lentement en français, cherchant souvent les mots qui ne viennent pas,

Voici quel était l'état du malade le 14 août 1873, lorsqu'il fut examiné par M. Oré.

Les mouvements sont faciles, mais la sensibilité est affaiblie dans le bras droit: la vue l'est aussi. Ainsi, quand il examine le télégraphe électrique en action, si l'aiguille marche trop vite, il lui est impossible de la suivre.

Il écrit avec facilité, mais il lui arrive quelquefois d'éprouver brusquement quand il écrit, comme un temps d'arrêt. A ce moment, la main et la plume deviennent spontanément immobiles. Cet état dure une demi-minute, quelquefois une minute, puis la mobilité de la main reparaît et B... recommence à écrire.

La marche est facile, mais lorsque le malade se trouve au milieu de la foule, il éprouve comme une tendance à se précipiter sur les individus.

LÉSIONS OBSERVÉES

1º Plaie étendue des parties molles, dans la région occipito-pariétale gauche, ayant donné lieu à une infiltration de sang considérable.

2' Fracture avec enfoncement de la moitié gauche de l'occipital, siégeant au niveau de la suture pariéto-occipitale, et s'étendant depuis cette suture jusqu'à la ligne demi-courbe supérieure.

3° Contusion de l'angle externe de l'orbite et de la bosse frontale gauches.

SYMPTÔMES OBSERVÉS A LA SUITE DE CES LÉSIONS

Ces symptômes peuvent se résumer ainsi :

1° *Perte de connaissance.* — La perte de connaissance a été complète et ce n'est guère que le 8 juin, c'est-à-dire huit jours après l'accident, que la connaissance commence à revenir.

2° *Mouvement et sensibilité.* — Si le mouvement et la sensibilité n'ont pas été modifiés dans le membre inférieur droit, il n'en a pas été de même dans le membre supérieur, où a existé, depuis le début, un affaiblissement de ces deux propriétés. Sans doute, la parésie a toujours été en diminuant, mais aujourd'hui encore, bien que le malade ait depuis longtemps recommencé à écrire, il accuse cependant plus de faiblesse dans ce côté que dans le membre supérieur gauche.

3° A partir du huitième jour, on a constaté de la difficulté à comprendre les questions, mais surtout de la difficulté à y répondre. Si on lui parle français, le malade ne répond pas; si la demande est faite en patois, il s'efforce de répondre et ne le fait que difficilement, cherchant les mots et prenant un mot pour un autre. Ces phénomènes deviennent évidents pour tous ceux qui l'entourent. Les personnes qui visitent le malade constatent, comme M. Dartigolles, qu'il a oublié le français.

Le 15 juin, quand on veut le faire lire dans un livre écrit en cette langue, il ne le peut pas, il ne reconnait même plus les lettres. S'il essaie d'écrire, le 18, il hésite et finit par y parvenir. Mais une autre difficulté, qu'il ne parvient à surmonter qu'avec de très grands efforts, c'est de mettre en chiffres son âge. Il faut beaucoup insister pour qu'il le fasse, on dirait qu'il ne sait plus faire les chiffres. La mémoire des dates est également plus lente à venir.

Cet état ne dure qu'une dizaine de jours environ, puis les facultés cérébrales reviennent lentement et peu à peu.

Le blessé a donc présenté de l'amnésie et de l'aphasie avec des lésions des facultés de l'écriture et de la lecture.

4° Des symptômes remarquables et variés qui ont persisté pendant toute l'évolution du mal, sont relatifs aux troubles de la vue. Abolie au début, (le malade n'arrivait qu'à tâtons à saisir les objets qu'on lui présentait), la vision a bientôt reparu, se faisant mieux latéralement que de face. En outre, la diplopie a duré jusqu'au mois d'octobre.

Au mois d'octobre, la diplopie a disparu, mais les yeux n'en ont pas moins conservé quelque chose d'étrange qui persiste encore aujourd'hui. Quand B... regarde, il ouvre toujours grandement les yeux comme s'il était étonné et surpris. Il y a de plus cette particularité qu'il me signalait lui-même le 14 août 1878 : « Ma vue est restée affaiblie, car, lorsque j'examine le télégraphe électrique en action, si l'aiguille marche trop vite, il m'est impossible de la suivre. »

5° Enfin, il y a un dernier phénomène : c'est ce temps d'arrêt tout à fait indépendant de sa volonté, qui se reproduit fréquemment quand il écrit. La main et la plume s'arrêtent pendant une demi-minute, une minute même sans qu'il puisse s'y opposer. Il y a là comme une crise épileptique locale, rapide, et tout à fait passagère.

Ce résumé des symptômes qu'a présenté B..., met l'observateur en présence de deux ordres de faits : les uns qui, après avoir eu une durée plus ou moins longue, se sont peu à peu affaiblis et ont fini par disparaître (troubles divers de la parole; oubli du français; diminution notable d'abord, du mouvement et de la sensibilité dans le membre supérieur droit, qui a disparu actuellement, et dont le malade ne conserve plus que des traces légères) ; les autres, remarquables par leur constance, par la variété de leurs diverses évolutions et qui ont laissé des traces encore appréciables aujourd'hui : tels sont les troubles de la vue. Si B... regarde l'aiguille sur un cadran télégraphique, il lui est impossible de la suivre quand elle marche trop vite. S'il est dans la foule, il éprouve tout à coup dans la vue comme des hallucinations qui le poussent à se précipiter sur ceux qui l'entourent. Or, ces phénomènes existent encore aujourd'hui, bien que le traumatisme remonte à vingt-six mois.

A quoi peut-on rattacher la permanence de ces derniers symptômes? La lésion osseuse qui commence au lambda et s'étend le long de la suture pariéto-occipitale. D'après Broca, la scissure occipitale externe est parallèle et sus-jacente à cette suture. Féré a constaté 39 fois sur 62 la réalité de cette correspondance. Mais la scissure perpendiculaire externe forme une simple encoche qui indique la séparation entre le lobe pariétal et le lobe occipital. Or, si l'on songe que la dépression osseuse observée chez B... offre un rebord antérieur arrondi et saillant, qui non-seulement intéresse les deux tiers internes de la suture pariéto-occipitale, mais s'avance même à quelques millimètres en avant de cette suture, on n'hésitera pas à penser que la partie enfoncée a dû exercer une compression sur les deux plis de passage pariéto-occipitaux, sur les circonvolutions occipitales, en même temps, que sur la partie saillante du pli courbe.

Mais les expériences physiologiques, ainsi que faits cliniques, semblent démontrer que c'est dans le pli courbe qu'il faut localiser le centre des mouvements, des yeux et de la vision. S'il en est ainsi, on comprend sans peine que le siège précis de la lésion osseuse et l'enfoncement de la paroi cranienne aient dû avoir sur la vision ces influences diverses qui se sont traduites par l'abolition tout à fait momentanée, la diplopie, et enfin un certain degré d'affaiblissement qui persiste encore aujourd'hui.

Au point de vue de la doctrine des localisations, ce qui paraît plus difficile à expliquer, c'est la parésie du membre supérieur droit, le siège de la lésion osseuse se trouvant à une assez grande distance de la zone motrice admise par Ferrier, par Charcot et son école. Il n'a pu s'exercer là qu'une action indirecte à moins que l'on n'admette que, de même qu'il a existé un écoulement sanguin à l'extérieur, il s'en soit produit un à l'intérieur et que ce dernier ait exercé à son tour une certaine compression sur telle partie limitée de la zone, motrice. Avec la résorption de l'épanchement seraient revenus les mouvements.

Restant toujours sur le terrain des localisations cérébrales est-il possible d'expliquer avec la lésion observée, les troubles qu'a présentés la parole. Si la parole a été abolie d'une manière complète, à un moment donné, cette abolition a été tout à fait passagère. Mais ce qui est remarquable, c'est que si la cessation de l'aphasie a permis au malade de parler patois et de répondre aux seules questions qu'on lui adressait en cette langue, tous ceux qui l'entouraient ont constaté un oubli absolu de la langue française. Les mouvements nécessaires à l'acte de la parole existaient puisque, grâce à eux, le malade pouvait se faire comprendre en patois, mais il avait perdu la mémoire du français.

Peu à peu la mémoire des mots de cette langue revient, et c'est ainsi que, le 14 août 1878, B... a pu me donner sans hésitation et dans un langage très correct les renseignements mentionnés précédemment.

Existait-il chez ce malade une lésion de la troisième circonvolution frontale? C'est possible, et les raisons qui semblent militer en faveur de cette hypothèse sont les suivantes :

1º Le traumatisme a porté sur la partie latérale gauche du crâne;

2º La fracture avec enfoncement est située en arrière de la suture pariéto-occipitale, loin de la troisième circonvolution frontale. Il ne faut pas oublier que le malade avait reçu une double contusion sur la bosse frontale et sur l'angle orbitaire externe gauches, qui ont pu exercer leur influence de voisinage sur cette circonvolution.

Mais si cette troisième circonvolution a participé d'une façon quelconque aux particularités si bizarres qu'a présentées la parole, cette participation ne peut s'expliquer que par une congestion qui s'est vite dissipée, car ces désordres ont été rélativement de très courte durée.

Le chirurgien devait-il intervenir, dans ce cas, d'une manière active, et songer à l'application du trépan?

M. Oré ne le pense pas. Un épanchement sanguin, assez considérable pour soulever les parties molles, non-seulement au niveau de la plaie, mais dans la région du cou et de l'oreille, n'a pas permis au docteur Dartigolles de reconnaitre la fracture de l'occipital avec enfoncement que huit jours après l'accident. Il n'y avait donc pas à tenir d'autre conduite que celle qui a été tenue. La marche des choses a prouvé qu'on avait eu raison d'agir ainsi.

1er mai 1891. — Pierre B... entra à l'hôpital Saint-André, service de M. le professeur Lanelongue, salle 17, lit n° 34, et c'est là que nous avons pu l'observer,

Il nous rappelle en détail les faits que nous venons de rapporter plus haut et ajoute que jusqu'au mois d'octobre 1878 sa santé a toujours été bonne et qu'il se croyait entièrement guéri du traumatisme qu'il avait subi le 1er juin 1876. Il ne ressentait que quelques douleurs de tête, mais qui n'étaient nullement localisées au point qui avait été le siège du traumatisme.

Le 31 octobre 1878, sans aucun autre symptôme prémonitoire, sans céphalée plus accusée, sans aura motrice ou sensorielle, il fut pris brusquement pendant la nuit d'une attaque sur laquelle il ne peut fournir aucun renseignement. Cette crise dût cependant être assez longue, car un de ses neveux qui couchait dans sa chambre fut réveillé en sursaut, et le voyant inanimé se rendit à la hâte chez un médecin qui habitait à sept ou huit cents mètres de sa maison, et celui-ci eut le temps d'arriver avant qu'il eut repris connaissance. Peu à peu, il revint à lui, et à la suite de cette crise il ne ressentit qu'une légère lassitude et quelques jours après, il put se remettre à son travail habituel sans éprouver d'autres phénomènes que ceux que nous avons signalés précédemment.

En 1882, il eut trois crises pendant les mois d'août, de novembre et de décembre; elles eurent lieu dans la journée, dans les bureaux de la Compagnie du Midi, mais il lui est impossible de fournir plus de détails sur celles-ci que sur la première. Il raconte qu'après chaque crise il éprouvait un peu de torpeur, une lassitude assez accusée, mais qui ne l'empêchaient pas cependant de reprendre son travail le lendemain et quelquefois le jour même de la crise. Le docteur Dartigolles lui prescrivit alors une solution de bromure de potassium.

A partir de cette époque, les attaques devinrent plus fréquentes, puis s'arrêtèrent à peu près pendant deux ans pour reparaître ensuite et se produire beaucoup plus souvent. Pierre B... a d'ailleurs pris en note très exactement le nombre de ses attaques, et nous donnons ci-dessous les détails qu'il nous a communiqués:

En 1878, *une* seule attaque, en octobre. Pendant les années 1879, 1880 et 1881 Pierre B... n'a pas eu d'attaques ; puis il en a eu *trois* en 1882 ; — *douze* en 1883 ; — *une* en 1884 ; — *deux* en 1885 ; — *huit* en 1886 ; — *neuf* en 1887 ; — *treize* en 1888 ; — *dix-sept* en 1889 ; — *quinze* en 1890 ; — *douze* en 1891 (jusqu'au 1er mai).

Soit un total de *quatre-vingt-neuf* attaques du 1er janvier 1883 au 1er mai 1891, époque de son entrée à l'hôpital Saint-André.

B... (Pierre), ne peut fournir aucun renseignement sur ses attaques ; elles se produisent brusquement, sans aura motrice ou sensitive qui puisse l'avertir ; seule, l'avant-dernière a été précédée d'un vertige très court. Après chaque attaque, il éprouve de la fatigue, de la torpeur intellectuelle ; puis tout disparaît jusqu'à une crise nouvelle.

État actuel (1er mai 1891). — Actuellement, B... (Pierre) paraît jouir d'une excellente santé ; il a bon appétit, son état général semble excellent, il n'éprouve aucune douleur, il est simplement un peu gêné pour lire rapidement, et se trouve obligé quelquefois de chercher les mots pour s'exprimer.

On constate, sur la moitié gauche de la voûte du crâne, au niveau des régions postérieure et supérieure une cicatrice et une dépression dont la description a déjà été donnée en détails : ce sont les traces du traumatisme qu'il a subi le 1er juin 1876. Il existe aussi au niveau de la région postérieure une cicatrice assez étendue, trace d'une brûlure que se fit B... (Pierre) pendant une de ses crises (décembre 1890); pas de dépression sur ce point.

La pression même énergique au niveau de l'enfoncement ne détermine aucune douleur, aucun phénomène particulier.

Les réflexes rotuliens et radiaux sont normaux des deux côtés ; il en est de même des réflexes plantaires, quoique celui du côté droit paraisse un peu plus faible.

Pas de troubles trophiques ; pas de troubles de la motilité. Les divers modes de la sensibilité, à la température, à la piqûre, et au contact sont normaux.

La force mesurée au dynanomètre est égale à 54 kilogrammes pour les deux mains.

Examen des yeux pratiqué par M. le docteur Latrille, chef de clinique ophtalmologique à la Faculté :

Acuité visuelle normale pour les deux yeux; le malade hésite un peu en lisant, mais il reconnait toutes les lettres de l'échelle.

Le fond de l'œil et le champ visuel sont normaux pour les deux yeux.

Examen des urines. — Ne fournit aucune indication; les urines ont leur composition normale.

6 mai. — Le malade mis en observation depuis son entrée dans la salle n'a pas eu de crise; l'intervention est décidée, sur sa demande, pour le lendemain.

7 mai. — *Trépanation*. — Après avoir rasé la tête et pris les précautions antiseptiques ordinaires, M. Lanelongue fait une incision cruciale des téguments sur toute la longueur de la dépression cranienne; le périoste est incisé de la même façon et rejeté en dehors avec les lambeaux cutanés. La dépression est découverte dans toute son étendue, et une couronne de trépan de 18 millimètres de diamètre est appliquée au centre. La rondelle osseuse enlevée sans difficulté laisse apercevoir le sinus latéral, et tout à fait à la partie supérieure et interne, on voit la dure-mère plissée sur une surface de 3 à 4 millimètres. Elle est pincée dans le trait de fracture, au niveau de l'angle ouvert en dehors, formé par la dépression, et au sommet duquel se trouve une rainure, qui n'est autre que la fracture elle-même. Cette disposition anormale est détruite avec précaution à l'aide de la pince double-gouge, et la dure-mère est entièrement libérée sans avoir été déchirée ou incisée; elle parait normale dans sa structure, et suit parfaitement les mouvements physiologiques de l'encéphale. Lavage du foyer à l'aide d'une solution phéniquée à 5 p. 100, puis de sublimé à 1 p. 1000; suture du périoste et des téguments. Pansement sec à l'iodoforme; légère compression.

Durée de l'opération, y compris le chloroforme : une heure. Le malade rapporté dans son lit, se réveille au bout de quelques instants. Rien de particulier dans les suites opératoires qui sont tout à fait normales; la tempé. rature reste apyrétique, sauf le cinquième jour où elle atteint 38°3, le malade ne souffre pas, dort bien, a bon appétit, ne présente ni attaques convulsives ni paralysies; la vue est améliorée surtout du côté droit. Enfin, tout semblait être pour le mieux, lorsque le 15 mai, c'est-à-dire huit jours après la trépanation, il survint une crise épileptiforme en tout semblable à celles que le malade a présentées antérieurement, d'une durée de 3 à 4 minute, sans aura.

16 mai. — Ablation des points de suture; réunion par première intention.

19 mai. -- Le malade commence à se lever, et ne présente aucun trouble fonctionnel; rien d'anormal du côté de la plaie crânienne.

Dans la nuit du 21 au 22 mai, il se lève pour aider à donner des soins à son voisin de lit, et en se recouchant il présente une crise épileptiforme très légère, caractérisée par des convulsions toniques des membres supérieurs et des convulsions cloniques des deux côtés.

1er juin. — Une absence sans convulsions ni perte de connaissance.

7 juin. — Crise d'épilepsie d'une durée d'un quart d'heure environ, B...., (Pierre) s'était levé suivant son habitude après la visite, ne se sentait rien d'anormal lorsque, subitement, ses camarades l'ont vu tourner sur lui-même, pâlir et tomber aussitôt la face contre terre, sans avoir eu le temps d'avertir, sans pousser de cri. Relevé et porté immédiatement sur son lit, nous constatons que son visage est pâle, ses globes oculaires sont animés de mouvements horizontaux, convulsions généralisées de tous les membres, mais plus particulièrement des membres supérieurs et du côté droit; pas de convulsions de la face. Le visage devient violacé, la respiration et le pouls sont réguliers et normaux; les pupilles sont immobililes, dilatées à peu près également des deux côtés; les membres tombent alors dans la résolution complète. Au début de la crise, au moment de sa chute, B... (Pierre s'est fait une petite plaie sans importance sur le nez: morsure de la langue, n'a pas eu de miction involontaire. La perte de connaissance dure environ un quart d'heure, puis le malade revient peu à peu à lui, et à son réveil se trouve tout surpris d'être sur son lit. Interrogé sur le début de sa crise, il nous dit ne se souvenir de rien.

Nous revoyons le malade dans la soirée; il n'éprouve pas de malaise.

20 juin. — Rien d'anormal depuis la crise du 7 juin; mais dans la matinée du 20, il se sent fatigué, et au moment de la visite quotidienne, à neuf heures et demie, il est pris d'une attaque pendant que nous examinions le point où avait été faite la trépanation. L'attaque débute par la rotation de la tête et des globes oculaires en haut et à droite; pas de cri initial; dilatation des deux pupilles; convulsions toniques puis cloniques généralisées d'emblée à tous les membres et à la face, mais plus accusées du côté droit. Les convulsions durent environ soixante-dix secondes, puis le malade pâlit, a quelques

arrêts respiratoires et tombe dans le stertor; morsure de la langue, écume sanguinolente sur les lèvres.

Cet état dure quatorze minutes avant que B... Pierre puisse entendre les questions qu'on lui adresse et y répondre.

Dans l'après midi, il se plaint de douleurs vagues au niveau de la région frontale, de fatigue, de courbature.

26 juin, 10 h. 1/4, — Nouvelle crise, identique en tous points à celle du 20 juin.

28 juin. — Exit. On lui prescrit une solution bromurée (15 gram. sur 300) et on lui conseille d'en prendre trois cuillerées à soupe par jour.

Depuis sa sortie de l'hôpital Saint-André, B... Pierre a été suivi très attentivement par M. le docteur Dartigolles qui a eu l'obligeance de nous fournir sur son état des renseignements très complets.

Nombre des attaques en 1891 : juillet, 3; août, 7. Sur ce nombre, 5 sont survenues dans l'espace de vingt-quatre heures, le 31 août, et le malade s'est trouvé tout à fait en état de mal; septembre, 5; novembre, 3; décembre, 3.

En 1892 : janvier, 1; février, 4; mars, 2; avril, 5; juin, 6; juillet, 2.

Ces attaques présentent les mêmes caractères que celles que nous avons observées; mais depuis quelque temps, on observe des modifications profondes du caractère. B... Pierre devient très irascible et a des idées de suicide. Localement on constate au niveau du point où a été pratiqué la trépanation une cicatrice souple, au-dessous de laquelle le palper permet de constater que la perte de substance osseuse s'est en partie réparée : la pression en ce point ne provoque ni douleur, ni crise.

En résumé, cet homme ne parait guère avoir bénéficié de l'intervention qui a été pratiquée ; nous ne notons qu'une amélioration de l'acuité visuelle.

Obs. xxv (résumée). — Pachyméningite hémorrhagique. — Traumatisme. — Hémiplégie et aphasie. — Trépanation. — Mort.
(GRANGER STEWART, *Bristish. Med. Journ.* avril 1887 p. 887)

Homme 41 ans. chûte sur la tête le 1er janvier 1887, aucun accident immédiat, mais céphalée persistant pendant les huit jours qui suivent. Bientôt après sensation de faiblesse qui va s'accentuant au point d'empêcher la marche et de gêner la station debout. A l'examen, parésie des membres inférieurs sans anesthésie, réponses embarrassées, intelligence déprimée, vue conservée, mais pupilles inégales ; névrite optique double à l'ophtalmoscope. On distingue une contusion du cervelet avec contre-coup sur les lobes frontaux.

29 février. — Hémiplégie droite et aphasie, on se décide à trépaner. L'opération est faite au point correspondant à la troisième circonvolution frontale gauche. Une fois la dure-mère sectionnée, un flot de sérosité brune, puis rogeâtre s'échappe par la place ; il en coule six onces environ. L'introduction du doigt fait reconnaître une sorte de pseudo-kyste inclus entre la dure-mère et l'arachnoïde ; il y avait donc pachyméninigite hémorrhagique.

Immédiatement après la trépanation, la parole et l'intelligence reviennent ; l'hémiplégie est moindre ; mais 60 heures après la céphalée reparaît avec un frisson fébrile : l'intelligence de nouveau se trouble, et des signes d'encéphalite se réveillent, avec hémiplégie récurrente. Le malade retombe dans le coma interrompu par des convulsions. Mort le 6 mars.

Autopsie. Pachyméningite fibrino-hémorrhagique ; inflammation sousjacente de la pie-mère ; infiltration de pus dans la scissure sylvienne gauche, ramollissement cortical des circonvolutions.

2° HÉMORRHAGIES

Obs. XXVI (résumée). — **Traumatisme.** — **Paralysies.** — **Trépanation.** — **Hématome sans méningé.** — **Guérison.**

(ARMSTRONG. *Journ. Of. Americ. Med. Associat.* Juin 1887 p. 679)

Georges J..., 53 ans est frappé le 27 février 1887, par une brique, au-dessus du bord extérieur de la paupière gauche; plaie légère sans dénudation du crâne, guérie le 14 mars.

Le 18 avril, le malade s'aperçoit qu'il traîne le pied droit, puis le bras droit se prend, et les troubles moteurs s'accentuent dans le côté entier ; des frissons surviennent chaque matin, indiquant de la septicité : de la névrite optique se développe dans chaque œil.

Le 1er mai, on place une couronne de trépan au-dessous de la portion supérieure de la circonvolution frontale ascendante. On ne trouve point de fracture de la boîte cranienne ; la dure-mère est coloriée, sombre, une seringue hypodermique permet de retirer du sang brun sombre ; la dure-mère est incisée, le liquide évacué, la plaie drainée ; l'hémiplégie disparut et la guérison se fit rapidement. Le 8 mai, le malade se promenait.

Le liquide évacué était du serum coloré en brun, avec des corpuscules rouges décolorés.

Obs. xxvii (résumée). — Epilepsie symptomatique avec parésie bra-chio-faciale droite, troubles de la parole articulée. — Fracture avec enfoncement du pariétal gauche ; hémorrhagie sous ménin-gée dans la région motrice gauche, datant de quinze mois. — Trépanation tardive ; enlévement de l'os sans ouverture des méninges. — Persistance et généralisation des convulsions. — Intervention opératoire après trente jours ; ouverture des minin-ges : Videment du foyer hémorrhagique. — Phénomènes de méningo-encéphalite post opératoire. — Guérison.

(Léonie et Barbesco, *Revue de Médecine* 1891 p. 829.)

Lazare D .., **45 ans cultivateur, entré à l'hôpital le 26 octobre 1890**; coup de fourche sur la tête en juillet 1889, perte de connaissance ; aphasie motrice et paralysie du bras droit qui disparaissent au bout de cinq semaines. Convulsions localisées sous forme de tremblements fibrillaires dans les membres paralysés, trois semaines après l'accident. — Accès irréguliers séparés par intervalles d'une semaine à un mois. — Traitement bromo-iodure et électrisation, ne donnent aucune modification.

État actuel — Embarras dans la parole surtout lorsqu'il se hâte ; parésie de la moitié droite de la face ; diminution de la force musculaire dans le bras droit. — Enfoncement de 5 cent. de long. sur 3 cent. de larg. sur le pariétal gauche, à cheval sur la ligne Rolandique, et à deux doigts de la ligne sagittale.

Trépanation (5 décembre 1890) au niveau de la dépression ; ablation de la dépression d'os fracturé ; dure-mère épaissie, vasculaire, adhérente à l'os. Petit caillot sanguin. Perte de substance osseuse 8 cent. de largeur.

Mouvements fibrillaires et convulsions épileptiformes dans la main et l'avant-bras, aussitôt après l'opération, et se renouvelant plus tard. Même état de la paralysie.

Deuxième intervention (7 Janvier). — Incision des méninges très adhérentes à la peau. Foyer hémorrhagique de date ancienne, du volume d'une noisette, et situé sur le milieu de la frontale ascendante. Lavage à l'acide phénique 3 p. 100, drainage.

Nouveaux accès d'abord partiels puis généralisés ; paralysie élévation de température ; réouverture de la plaie, lavages antiseptiques, état général mauvais jusqu'au cinquième jour. A partir de cette époque, les accès ne disparaissent plus.

La guérison se maintient, mais il éprouve une certaine faiblesse dans les doigts. (Juin 1891.)

Obs. xxviii. — **Traumatisme. — Aphasie motrice au quinzième jour. — Trépanation. — Hémorrhagie intra-cranienne. — Guérison.**

(Duret. — *Congrès français de chirurgie*, 31 mars 1891.)

Un boucher est projeté hors de sa voiture sur le sol ; il se relève et retourne chez lui à pied. Il continue ses occupations ; cependant il souffre de la tête, dans la région pariéto-occipitale gauche ; au quinzième jour, la céphalée est devenue très intense, et il se produit une aphasie complète. L'intelligence est intacte, mais le malade est incapable de proférer aucun mot, il ne peut dire ni répéter son nom ; il ne peut répéter les chiffres, il ne peut désigner une pièce de monnaie qu'on lui met dans la main. Il s'agit d'une aphasie motrice complète, mais il n'existe ni cécité ni surdité verbales. On ne constatait qu'une très légère hémiparésie et quelques troubles sensitifs.

Il y avait lieu de songer à un épauchement sanguin comprimant la circonvolution de Broca. L'opération justifia ce diagnostic. Après avoir déterminé la ligne rolandique par le procédé de Lucas Championnière, un large lambeau de 8 à 10 centimètres, convexe en arrière, fut taillé et relevé avec le muscle temporal et le périoste ; une couronne fut appliquée à 4 centimètres au dessus du conduit auditif externe. Elle tombe immédiatement sous la méningée. La dure-mère est incisée ; au-dessous on trouve un caillot très adhérent, noirâtre, rétracté, qu'on incise ; la curette de Wolkmann est introduite sous la dure-mère, et ramène plein une assiette creuse de gros caillots sanguins. Le foyer est lavé à la solution boriquée tiède, les circonvolutions paraissent saines et ne présentent aucune trace de contusion. On suture la dure-mère après avoir lié les vaisseaux méningés et en laissant au-dessous d'elles un petit drain au contact du cerveau, un autre drain dans la plaie extérieure.

Dès le quatrième jour, le malade pouvait répondre oui et non; au dixième jour, il prononçait déjà des lambeaux de phrase; au douzième jour, il se levait et pouvait vaquer en partie à ses occupations.

Malheureusement, au vingt-troisième jour, après des libations copieuses, il fut pris d'une attaque de congestion cérébrale terrible, avec convulsions des quatre membres, et succomba.

Réflexions. — « Il faut relever ce mode de terminaison fatale et le *rôle prépondérant de la congestion cérébrale* dans ces graves accidents encéphaliques. J'ai montré, dans mes expériences, qu'une piqûre, l'injection de quelques gouttes d'eau ou de glycérine suffisent à la provoquer, quand la boîte cranienne est fermée; il en va tout autrement, quand elle est ouverte et que la trépanation a été faite, c'est ce qui donnait peut-être une certaine utilité au trépan préventif des anciens. » (Duret.)

3° LÉSIONS INFLAMMATOIRES

A. — MÉNINGO-ENCÉPHALITE

Obs. XXIX. — **Traumatisme ancien.** — **Méningo-encéphalite.** — **Accès épileptiformes.** **Hémiplégie.** — **Trépanation.** — **Excision.** — **Guérison.**

DEMONS. — (Société de Chirurgie, 1 mars 1883).

Un homme adulte fit, il y a deux ans, une chute sur la tête à la suite de laquelle il perdit connaissance pendant trois jours et présenta, dit-il, une ecchymose du côté droit du crâne et une paralysie du bras gauche et de la jambe droite, qui disparut presque complètement au bout de quatre ou cinq mois. Le malade n'avait conservé de son accident que quelques maux de tête de temps à autre sans trouble intellectuel, quand au mois d'avril dernier il fut pris subitement d'attaques d'épilepsie revenant tous les quarts d'heures de paralysie faciale gauche, puis d'hémiplégie du même côté. Les attaques, d'épilepsie augmentèrent de fréquence et d'intensité, l'intelligence s'obscurcit, et M. Demons se décida à le trépaner.

Le choix du point d'application de la couronne de trépan fut assez délicat, car, si l'hémiplégie gauche indiquait de choisir le côté droit, on n'y trouvait aucune trace de lésion antérieure ou actuelle, non plus que de douleur spontanée ou à la presssion ; enfin la paralysie du membre inférieur droit au moment de l'accident pouvait faire hésiter le chirurgien ; mais on attribua cette dernière à une lésion par contre-coup, et M. Demons appliqua le trépan du côté droit sur le sillon de Rollando, qu'il détermina d'après les repères indiqués par M. Lucas Championnière. Chemin faisant, il reconnut une fêlure du crâne et l'existence d'un peu de méningo-encéphalite qui ne se traduisait par aucun signe appréciable à la face externe de la dure-mère. Il trouva dans l'arachnoïde un petit kyste gros comme un pois, qu'il enleva ; enfin il gratta un peu la superficie de la substance cérébrale qui lui paraissait altérée et incisa même une circonvolution qui lui semblait malade, mais qui n'avait rien, ce qui ne détermina d'ailleurs aucun accident. Le périoste fut suturé avec du catgut, la peau avec de la soie, et un pansement de Lister fut placé pardessus un tube qui traversait la perte de de substance osseuse ; la cicatrisation était complète au 3e pansement. L'épilepsie et l'hémiplégie ont disparu à partir de l'opération qui date d'un mois, et la guérison s'est maintenue ; la seule lésion qui ait persisté est une perte du tact de la main gauche, qui date de l'accident primitif.

Obs. XXX (résumée). — **Fracture déprimée du crâne suivie au bout de quatre mois d'épilepsie. — Trépanation treize mois plus tard ; lésions de méningo-encéphalite chronique ; excision de substance cérébrale. — Guérison.**

(W. KEEN, Congrès de Washington, 5 septembre 1888. — Traduction par le docteur ROTTMANN).

L...., 25 ans, ingénieur civil ; rien d'anormal dans les antécédents héréditaires ou personnels ; fit en novembre 1886, une chûte d'une hauteur de 2 m. 75 sur le côté droit de la tête ; pas de lésion du cuir chevelu, perte de connaissance ; au bout de huit jours, anesthésie des trois derniers doigts de la main gauche.

En mars 1887, évanouissement subit dans la rue; perte de connaissance, suivie de paralysie passagère de la main gauche et de l'avant-bras; en juin 1887, étourdissement en écrivant, n'ayant duré que très peu de temps; en septembre 1887, fréquents étourdissements; crise épileptiforme avec convulsions toniques et cloniques surtout accusées aux yeux et à la face; pas de paralysie des mains; écume à la bouche. Une heure ou deux après la crise, le malade put reprendre son travail à son bureau.

Traitement par le bromure de potassium jusqu'au 25 février 1888, époque où on fut obligé de le suspendre à cause de l'acné.

Depuis le 1er mars 1888, fréquents accès, plusieurs même le même jour.

État du malade, le 8 avril 1888. — Après avoir rasé la tête, on aperçut deux petites cicatrices l'ancienne date. De plus, à 15 millimètres derrière et sur le sommet de la protubérance pariétale droite, est un sillon peu profond dirigé en haut et en avant, d'une longueur de 6 centimètres et de 12 millimètres de largeur, et dont le centre est à 72 millimètres à droite de la ligne médiane. L'extrémité de ce sillon se termine juste en face de la ligne bi-auriculaire et juste en avant de la scissure de Rolando; la partie antérieure de ce sillon, recouvre exactement la circonvolution frontale ascendante et sa partie postérieure est au-dessus du lobe pariétal inférieur.

Réflexes rotuliens, sensibilité, réactions électriques, vision et champs visuels normaux.

Trépanation, le 12 avril 1888. — On administre 4 grammes d'extrait fluide d'ergot de seigle, une demi-heure avant l'opération, pour contracter les vaisseaux du cerveau; anesthésie par l'éther; incision en fer à cheval de 7 ou 8 centimètres, s'étendant au-delà des limites de la dépression, et à convexité dirigée en arrière. Après avoir renversé le lambeau, on vit sur le crâne une entaille de 1 m/m 5 de profondeur, trace d'une ancienne fracture; couronne de trépan de 38 m/m sur le milieu de la dépression; crête osseuse sur la face interne de la rondelle correspondant à la fracture : épaississement de la dure-mère qui est adhérente au cerveau; élargissement de l'ouverture qui mesure en définive 82 m/m 5 de longueur et 12 m/m de largeur; incision de la dure-mère; excision de la partie adhérente et de la substance cérébrale qui était intimement liée avec elle, sur une profondeur de 8 et 16 m/m; réimplantation du disque osseux; durée de l'opération : une heure et demie.

Suites opératoires, bonnes : quelques attaques d'épileptie pendant les premiers jours, et qui cessèrent définitivement le 14 avril; retour de la sensibilité dans les trois derniers doigts de la main gauche; guérison.

La dure-mère enlevée présentait à sa surface interne un épaississement fibroïde, et à l'une de ses extrémités se trouvait un petit spicule qui lui était très adhérent. La substance cérébrale excisée est inégale, décolorée et offre toutes les altérations d'une méningo-encéphalite chronique traumatique.

Obs XXXI. — **Traumatisme ancien — Céphalalgie. — Vertiges, accès épileptiformes. — Trépanation. — Foyer d'arachnitis. — Guérison.**

(DULET. — Congrès français de chirurgie, 31 mars 1891)

Un jeune soldat avait eu à quatorze ans un traumatisme cranien. Il n'y avait pas de phénomènes de localisation. Je fis une large trépanation pariétale et je tombai sur une arachnoïde opalescente, semée d'un piqueté blanc, en somme sur un foyer d'arachnitis. La céphalalgie, les vertiges, les attaques épileptiformes cessèrent ; la réunion se fit par première intention.

Obs. XXXII (inédite). — **Traumatisme du crâne — Nroubles moteurs et intellectuels. — Epilepsie partielle puis généralisée. — Paralysie progressive. — Trépanation. — Vascularisation anormale. — Guérison.**

(Communiquée par M. le professeur agrégé Cassaet)

Louis P.... âgé de trois ans et quatre mois, n'a dans ses antécédents héréditaires aucune tare constitutionnelle ; une de ses tantes cependant serait morte à 19 ans de tuberculose pulmonaire.

Il a été nourri par sa mère jusqu'à l'âge de 17 mois et n'a jamais présenté aucun trouble pathologique ; c'était un enfant très développé et très vigoureux lorsque, au mois de juillet dernier, son frère aîné se laissa tomber d'une escarpolette. Dans sa chute, la région frontale gauche porta sur une brique ; il se releva aussitôt, ne se fit pas de plaie, mais on vit survenir au point contus une bosse sanguine assez volumineuse. Pendant la semaine qui suivit l'accident rien d'anormal ne se produisit ; aucune manifestation morbide ne vint troubler l'enfant dans ses jeux. Sa santé paraissait donc excellente, lorsque à cette époque se trouvant au jardin, à côté de sa mère, il se mit à crier comme s'il était effrayé. Sa mère le vit alors debout, le regard fixe, les yeux tournés du côté gauche, le bras gauche complètement étendu, le bras droit replié au devant de la poitrine, dans la position d'un homme qui « tire un coup de fusil ». La durée de cet état fut d'une demi-minute ; l'enfant reprit connaissance et se remit immédiatement à s'amuser.

Les crises se reproduisent les jours suivants avec les mêmes caractères mais bientôt le membre inférieur gauche, qui tout d'abord restait immobile, se fléchit pendant les accès, toujours toniques, avec persistance de la conscience. Un mois après la première attaque, la face devint grimaçante ; en même temps, les crises étaient de plus en plus fréquentes et la phase tonique était suivie d'une phase clonique ; bientôt le membre inférieur droit fut atteint, et le petit malade perdait connaissance pendant les accès.

Le 10 septembre, le membre supérieur gauche est frappé de parésie puis de paralysie ; huit jours après, la bouche est déviée et la parole est traînante ; le membre inférieur gauche se prend à son tour et la station debout devient impossible. On administre sans succès de la strychnine, puis du bromure de potassium.

État actuel (21 septembre 1892). — Le nombre des attaques est actuellement de cinquante ; à l'état de repos, le malade est dans une somnolence marquée ; il ne parle pas, ou ne prononce que des paroles inintelligibles ; asymétrie faciale, commissure labiale gauche abaissée, joue flasque et soulevée par les mouvements respiratoires ; aucun trouble du côté des yeux ; déviation de la langue vers la gauche : la partie gauche du voile du palais est inerte ; déglutition difficile. Paralysie totale du membre supérieur gauche et paresse du membre inférieur du même côté. Diminution notable de la sensibilité générale, réflexes normaux ; pas de trépidation épileptoïde.

Au moment des attaques, il se produisait des mictions involontaires, et les convulsions dans leurs diverses phases (tonique, puis clonique) prédominaient à gauche ; accès sub intrants avec perte de connaissance.

L'examen des urines ne révèle rien d'anormal, si ce n'est une faible densité : 1007.

Localement, on ne constate sur le crâne aucune trace du traumatisme ancien ; rien d'anormal du côté opposé.

Diagnostic. — Épilepsie traumatique causée par une lésion des centres psycho-moteurs du côté droit, et plus particulièrement de la partie inférieure du tiers moyen de la frontale et de la pariétale ascendantes.

La *trépanation* (22 septembre 1892) fut faite par M. le docteur Dubourg, chirurgien des hopitaux. Adaptation à la tête de l'enfant des mensurations craniométriques de l'adulte; application d'une première couronne de trépan au point où on supposait devoir se terminer le tiers moyen des frontale et pariétale ascendante et commencer leur tiers inférieur; incision de la dure-mère; agrandissement de la perte de substance osseuse. Vascularisation anormale de l'encéphale.

Une attaque pendant l'opération qui dura environ deux heures et quart, y compris le chloroforme.

Suture de la dure-mère, puis des parties molles.

Suites opératoires. — Les attaques reparurent aussitôt; et le surlendemain de l'intervention, elles atteignirent le chiffre de 58; l'état général est très grave; bronchite généralisée; bromure de potassium, 4 grammes. Mais déjà on notait une amélioration dans la paralysie de la face.

24 septembre. — 48 attaques; la température atteint 39°, pouls à 144.

Le 25, légère amélioration; 45 attaques; le petit malade peut boire au bol sans s'engouer; diminution de la paralysie de la face, du bras et de la jambe du côté gauche.

Le 26. — Pansement. Bon état de la plaie.

Le 27. — On note une accalmie de trois heures; 21 attaques; la paralysie continue à diminuer, la parole est plus compréhensible.

Le 28. — 17 attaques; la jambe gauche n'y participe plus.

Les attaques vont en diminuant de jour en jour et tombent successivement à 14, 8, 1, puis ne se reproduisent plus à partir du 2 octobre; en même temps la paralysie disparaît peu à peu, et le 3 octobre l'enfant peut marcher en titubant et saisir les objets avec ses mains.

Le 6 octobre, la guérison est presque définitive; le malade sort en voiture avec sa mère, et le 8, il est amené à la campagne; des nouvelles reçues récemment confirment sa guérison.

B. — Abcès

Obs. xxxiii (résumée). — **Traumatisme** — **Paralysie du membre supérieur.** — **Paralysie avec contracture du membre inférieur.** — **Trépanation.** — **Abcès cérébral** — **Guérison.**

(Obalinski. *Wien. med. Woch.* 1882)

Homme 45 ans, frappé à la tête le 23 avril par une lourde pierre. Guérison rapide de la plaie ; le malade se lève à la fin de la première semaine. Quinze jours après, hémiplégie droite et céphalée.

Obalinski voit le malade sept semaines après l'accident ; il constate à deux centimètres de la suture sagittale, à gauche, une dépression cicatricielle qu'on ne peut toucher sans déterminer de vives douleurs. Paralysie faciale à droite portant même sur l'orbiculaire des paupières. Paralysie du membre supérieur droit, avec flexion de l'avant-bras. Paralysie du membre inférieur contracturé dans l'extension. Pas d'anesthésie ; réflexes exagérés. Les sens spéciaux sont intacts ; l'intelligence est conservée, mais la mémoire est diminuée, et la parole est lente. Pouls 84. Rien au rectum ni à la vessie.

Diagnostic : foyer de suppuration au-dessous de la cicatrice.

Trépanation le 14 juin sur la zone motrice.

La rondelle osseuse extirpée ne présente pas d'esquilles, la dure-mère est saine. Après une ponction exploratrice qui ne fournit pas de liquide, l'auteur plonge le bistouri, et voit s'écouler une cuillerée de pus jaune sale, mêlé de substance cérébrale ; lavage à l'acide thymique, drainage et pansement antiseptique rigoureux.

Après l'opération, le sujet très affaibli, tombe dans un état de somnolence qui dure trois jours. La température varie de 38° à 39° 6. Le quatrième jour, l'intelligence revient, le patient se trouve mieux, parle beaucoup et déclare que les douleurs de tête ont disparu. Pendant la seconde semaine, il commence à mouvoir les doigts, puis l'avant-bras ; pendant la troisième, les membres inférieurs. Au bout de neuf semaines, il quitte l'hôpital complètement guéri.

(Obs. XXXIV. (résumée). — **Traumatisme ancien. — Hémiplégie droite ;
facial supérieur intact. — Epilepsie hémiplégique droite. —
Pachyméningite et abcès cérébraux. — Trépanation. — Mort.**

(SILVESTRINI — Rapport de M. POLAILLON à l'Acad. de Médecine, avril 1883).

Garçon de 15 ans, fracture du crâne dans la région fronto-temporale
gauche par coup de pied de cheval. Perte de connaissance pendant deux
heures ; après le retour de l'intelligence, le blessé resta comme étonné, avec
une céphalalgie frontale gauche continuelle et tendance au sommeil ; mais
il put reprendre son travail. Forte dépression du crâne au niveau de la
fracture.

Deux mois après le traumatisme, hémiplégie droite avec accès convulsifs
des membres de ce côté, accès se produisant trois à quatre fois par jour ; au
bout de quinze jours, amélioration progressive, retour des forces.

Pendant cinq mois, santé satisfaisante malgré céphalalgie et somnolence ;
aggravation au bout de sept mois et demi, accès convulsifs limités à la moitié
droite du corps, se répétant jusqu'à dix et quatorze par heure. Paralysie des
mouvements des membres supérieur et inférieur droits, et des muscles de la
région faciale inférieure droite, conservation des mouvements des régions
faciales supérieures des deux côtés. Sensibilité intacte dans les régions para-
lysées. Aucun trouble dans la miction et la défécation. Intelligence abolie
pendant les accès les plus intenses, intacte dans leur intervalle. Aphasie
complète.

Trépanation. — Incision de la dure-mère opaque, épaisse et ramollie ;
arachnoïde et pie-mère normales ; cerveau pâle et immobile.

Au fond de la plaie, on découvrit un caillot dur, de couleur gris foncé
presque complètement organisé, qui se prolongeait au-dessus et en arrière de
l'ouverture cranienne, c'est-à-dire vers les centres moteurs des membres ;
extraction de ce caillot qui mesurait 3 centimètre de longueur et 1 centimètre
d'épaisseur.

Amélioration notable pendant les trois premiers jours : diminution de
fréquence et de durée des accès convulsifs ; aphasie moins complète, mais
persistance de la paralysie de la face et des membres.

Le quatrième jour, méningite suppurative aigue, mort en quarante-huit
heures.

Autopsie. — Deux abcès du cerveau : l'un gros comme une noix, située au pied de la circonvolution frontale ascendante, l'autre au-dessous de l'extrémité du sillon de Rolando.

Obs. xxxv. — **Traumatisme du crâne. — Troubles moteurs, intellectuels, urinaires — Persistance de la sensibilité pendant l'anesthésie au niveau de la cicatrice. — Trépanation — Hyperostose, abcès. — Guérison.**

D. Mollière — Congr. fr. de chirurgie, 7 avril 1885.

M. A..., comptable, 40 ans, vint me trouver dans mon cabinet. Le 27 juin 1876 on essayait un ascenseur chez M. X..., apprêteur. Il regarda dans la machine tandis qu'elle descendait. « Je me trouvais alors, me dit-il, la tête prise, le crâne sous le haut de l'ascenseur qui forme cage et le menton sur la porte qui sert de garde-fou. L'obstacle que rencontra l'ascenseur dans sa descente en fit sauter la chaîne ; tout le poids de la machine reposait sur ma tête qui s'écrasait insensiblement ».

Bref, le malade fut dégagé et au bout d'une vingtaine de jours, il était sur pied. Il se porta très bien jusqu'au mois de janvier 1877, époque à laquelle, nous dit-il, il commença à éprouver des *congestions cérébrales*, qui, d'abord très éloignées, finirent par devenir tellement fréquentes qu'il en avait jusqu'à trois par mois. Pendant ces congestions, le malade perdait connaissance et avait des *spasmes cloniques* ; on le vit maigrir. Il devint *triste* et *sournois*. Ses nuits étaient agitées par des cauchemars, son *caractère* devint *détestable*. On nota à plusieurs reprises de l'*incontinence nocturne des urines*. Il y eut enfin des *crises épileptiformes* nettement caractérisées.

En examinant les urines, nous constatâmes la présence d'un peu d'*albumine*, avec diminution du chiffre de l'urée. Une autre analyse laissa voir des traces non douteuses de *sucre*. On nous signala de la *polyurie* et de l'*anurie*, alternant à des intervalles variables et sans régularité.

L'interrogatoire du malade fut celui d'un homme atteint de *mélancolie*.

Son état s'aggravant de jour en jour, sur sa demande et celle des siens, je pratiquai la trépanation du crâne, le 7 juin 1882.

Opération, — En soumettant notre malade à l'anesthésie par l'éther ; je promenai le doigt sur la longue cicatrice qu'il présentait dans la région temporo-pariétale, cherchant si je ne trouvais pas quelque point plus déprimé que les autres, afin de le choisir pour y appliquer mon trépan. Cette cicatrice n'avait pas moins de 15 centimètres de longueur. *Alors que toute la sensibilité eut disparu complètement, un point très limité de la cicatrice resta sensible; la pression sur ce point déterminait un spasme de la face et quelques mouvements du côté des membres.* Il n'y avait à ce niveau ni induration, ni dépression. Le point sensible, *ultimum moriens,* avait absolument les mêmes caractères anatomiques que tout le reste de la cicatrice. C'est ce point qui fut choisi pour la trépanation.

Elle fut pratiquée avec le concours du docteur Robin, à l'aide de la scie du docteur Bowill, de Philadelphie, que tous nos collègues ont pu voir lors du dernier Congrès de Londres. Je tombai sur un os éburné d'une excessive dureté, et pus bientôt me convaincre que j'avais affaire à une éburnation des os du crâne avec hyperostose. A 2 centimètres de profondeur, j'atteignis la dure-mère et, après incision je vis sortir une substance pâteuse, caséeuse, ressemblant à du tubercule. Il s'agissait d'un petit abcès remontant à l'époque du traumatisme. Il lui fut donné issue, et un pansement antiseptique absolument rigoureux fut appliqué. A partir de ce jour, tous les symptômes s'amendèrent graduellement. Il n'y eut pas de fièvre, la céphalée diminua. Les urines devinrent riches en urée, sans aucun élément morbide. Le huitième jour, le malade sortit et alla se promener.

Quinze jours plus tard, il fit une course trop longue, son pansement antiseptique fut enlevé ; il devint hémiplégique. Le bras et la jambe gauche furent paralysés. Le crâne fut rouvert avec un stylet, du pus s'échappa. A partir de ce jour, la guérison fut rapide. Le malade se rendit à la campagne. Il en revint au bout d'un mois, absolument guéri. Il reprit ses occupations, sa gaité, son embonpoint, et les lettres que j'ai reçues de lui prouvent l'absolue intégrité de toutes ses facultés. Cette guérison absolument complète ne s'était point encore démentie les premiers jours de mars (1)

---

(1) « Ces derniers jours, ce malade, qui jouissait depuis plus de trois ans d'une excellente santé et de la plénitude de ses facultés intellectuelles, a été pris brusquement de spasmes cloniques. Appelé tardivement, je l'ai trouvé à l'agonie. La plaie du crâne a été incisée au niveau du point anciennement trépané. L'os ne s'était pas reformé, mais cette intervention *in extremis,* n'a pas empêché un dénouement fatal quelques heures plus tard. »

Réflexions. — Cette observation nous a paru très intéressante, aussi avons-nous cru devoir la rapporter *in extenso*. Elle est un exemple bien net de guérison durable de troubles divers, et plus particulièrement de troubles moteurs, urinaires et intellectuels, par la trépanation du crâne.

Nous croyons aussi devoir insister sur la *persistance de la sensibilité au niveau du point où siégeait l'abcès pendant l'anesthésie et sur les phénomènes convulsifs que dominait la pression en ce point pendant l'anesthésie*.

« Il s'agit peut-être là, ainsi que le fait remarquer D. Molière, d'un signe précieux pour la détermination du point où doit être pratiquée l'ouverture du crâne dans ces affections diffuses de l'encéphale. »

Obs. XXXVI. — Fracture du crâne, suivie d'abcès au-dessus de la dure-mère, de hernie du cerveau et d'abcès du cerveau. — Guérison.

(ODILLO MAHER. — *The Australian medical Gazette*, 15 décebre 1885)

Florence M..., 4 ans et demi, tombe d'une hauteur de 12 pieds. Immédiatement après, elle vomit le sang et présente les signes de la commotion cérébrale. Au-dessous de la bosse frontale droite, on constate une plaie de 2 centimètres, le frontal est brisé, et on aperçoit le cerveau entre les fragments. Dans la nuit qui suit, surviennent des convulsions limitées au côté gauche. Cependant les premiers accidents se dissipent, et la plaie marche rapidement vers la guérison.

Tout à coup, 40 jours après, éclatent des vomissements, des convulsions et de la fièvre, avec violente douleur surtout dans la région occipitale. Un petit trajet fistuleux permet de sentir le frontal dénudé ; on incise, on enlève un fragment osseux, nécrosé, et aussitôt un pus fétide s'échappe de la surface de la dure-mère. Cette membrane paraît saine et laisse voir sur les pulsations du cerveau. Deux jours après cette opération, il se produit une petite hernie cérébrale. O. Maher libère alors la peau sur une certaine étendue, et ramène les lambeaux au contact par-dessus la hernie, plaçant un drain entre celle-ci et la peau. Les suites de ces deux opérations successives furent remarquablement bonnes, et six semaines après, l'enfant quitta l'hôpital, le 22 juin 1885.

Le 1er août, elle est prise subitement de convulsions limitées au côté gauche. O. Maher; aidé de Fairfax Ross, pense avoir affaire à un abcès du lobe frontal droit. En explorant avec une sonde, celle-ci pénètre à travers une perforation de la dure-mère, et s'enfonce à une profondeur de 5 centimètres Sur elle on glisse un bistouri, et aussitôt un flot de pus s'échappe avec violence. La cavité de l'abcès est lavée avec une solution phéniquée à 1/40. Après l'opération, on constata une hémiplégie gauche, qui d'ailleurs disparaît le lendemain.

Quinze jours après, l'enfant peut être considérée comme guérie. La température n'a jamais dépassé 37°5.

Le 15 octobre, l'enfant est absolument bien portante, elle ne présente aucun trouble de l'intelligence.

Obs. XXXVII. — Traumatisme ancien. — Douleur et paralysie du poignet. — Trépanation. — Abcès. — Mort.

(STIMSON. — *Archives of médecine* 1887 p. 218)

Homme 26 ans, frappé au côté droit de la tête par une pierre. Pas de fracture, mais une plaie contuse du cuir chevelu. Vers la cinquième semaine, hébétude et céphalalgie. A la onzième semaine, on constate une paralysie du poignet gauche. Opération 20 juillet 1880. Pas d'anesthésie. Le trépan est appliqué sur la partie supérieure de la cicatrice au niveau de la partie moyenne de la circonvolution pariétale ascendante, et un peu en arrière.

Deux onces de pus furent retirées par une ouverture profonde de 1 centimètres; un stylet pouvait être introduit à deux pouces de profondeur. Le patient mourut 9 heures après l'opération.

A l'autopsie, on trouva une cavitée affaissée siégeant dans le lobe pariétal, en arrière de la circonvolution pariétale ascendante; et au niveau de sa moitié inférieure, dont elle était séparée par un léger sillon.

Obs. xxxviii. — Traumatisme. — Abcès du cuir chevelu. — Parésie du côté droit. — Aphasie. — Trépanation. — Abcès cérébral. — Guérison.

(J. W. Wright. — *Medical Record* 1889.)

J. S..., âgé de quarante et un ans, adonné à l'alcool, fut admis à l'hôpital de Bridgeport, le 4 Juin 1888, après six semaines d'emprisonnement pour rixe. En prison, il avait subi une attaque de délirium tremens, et s'était frappé à la tête contre les murs de la cellule. Il en était résulté plusieurs abcès pour lesquels il fut transféré à l'hôpital. A l'entrée, tout le cuir chevelu était infiltré de pus. Deux ouvertures existaient déjà au sommet de la tête, et quatre autres furent faites dans les parties déclives de l'abcès, deux à droite, deux à gauche.

Le 6 juillet, il se plaignit d'engourdissement et de faiblesse dans la main droite ; en l'examinant, on trouva de la parésie du côté droit, à la jambe, au bras et à la face. A partir de ce moment, de violentes douleurs étaient ressenties par intervalles, au niveau du pariétal gauche. Rien ne se produisit jusqu'au 18 juillet, si ce n'est que le patient fut aphasique par instants.

Les abcès du cuir chevelu étaient d'ailleurs à peu près guéris. Ce jour-là, le malade sembla plus hébété, mais il répondait avec plus d'intelligence quand on l'éveillait. Le lendemain, il y eut du coma, de l'incontinence d'urine et et des selles involontaires. Le pouls battait 48 à 50 par minute et la respiration était lente, mais régulière. M. Wright pensa qu'il fallait tenter une opération, avec l'espoir de trouver un abcès siégeant au niveau du centre moteur du bras.

Le 22 juillet, la trépanation fut faite au niveau de la scissure de Rolando. La dure-mère, une fois renversée, on enfonça une aiguille aspiratrice dans la substance cérébrale. Rien ne vint. L'aiguille fut alors portée un peu plus en arrière et en bas, et le corps de la seringue se remplit alors de pus, 8 grammes environ. Puis un bistouri droit, de lame étroite, fut enfoncé de 5 centimètres environ, et par l'ouverture on introduisit l'extrémité mousse d'une sonde en caoutchouc souple ; 25 grammes de pus environ furent retirés, la cavité fut irriguée avec de l'eau bouillie, jusqu'à ce que celle-ci ressortît parfaitement claire. Le drainage fut laissé en place, les lambeaux furent recousus et un pansement appliqué.

Le lendemain, pendant une absence momentanée de la garde, le malade enleva le drain. Malgré cela la blessure guérit. La paralysie disparaît actuellement peu à peu ; le malade peut s'asseoir.

Il mange avec plaisir et répond avec intelligence.

Obs. xxxix. — Abcès cérébral. — Attaques épileptiformes. — Hémiplégie. — Trépanation. — Guérison.

(Dammer Harrisson)

Un garçon de 15 ans reçoit un coup sur le côté droit de la tête. Trois jours après, il est pris de convulsions d'abord localisées au bras droit, puis à la jambe correspondante. Douleurs vives à la tête, intelligence obtuse, troubles de la vue de l'œil droit.

Sur le côté gauche du crâne se voit une cicatrice correspondant à un traumatisme grave, subi onze ans auparavant. Depuis près d'un an, l'enfant ressentait des fourmillements dans le bras droit, et le coup récent n'avait servi que de cause occasionnelle à l'éclosion des accidents. L'auteur diagnostique un abcès du cerveau sous-cortical. Trépanation à près d'un pouce en avant de la scissure de Rolando ; l'os est adhérent à la dure-mère et inégalement épais ; on agrandit l'ouverture jusqu'à ce qu'on retrouve l'os avec ses dimensions normales et on attend sans ouvrir les méninges.

Après une amélioration marquée pendant quarante-huit heures, les accidents continuent à s'aggraver, l'enfant devient comateux et sa paralysie est absolue. Harrison incise alors la dure-mère crucialement et avec un ténotome fait une ponction verticale dans le cerveau à un pouce de profondeur ; une goutte de pus sort le long de l'instrument. Harrisson agrandit largement l'incision et retire quatre drachmes d'un pus fétide. Lotions au sublimé de la cavité abcédée, drainage et pansement antiseptique.

Trois jours après, retour des mouvements dans la jambe droite, et six jours après dans le bras. Malgré une hernie du cerveau qui fut réduite par compression, le malade guérit en trois mois et demi.

Obs. xl (résumée)

(SHEEN, de Cardiff. — Brit. med. Journ., février 1890)

Enfant de 12 ans, atteint à la tempe neuf mois auparavant par une pierre. Apparition progressive d'une hémiplégie droite alternant avec des convulsions unilatérales correspondantes. On diagnostiqua un abcès localisé au centre cortical du bras et de la jambe. Trépanation au lieu d'élection. Le cerveau paraît sain. Une aiguille creuse est plongée sans succès dans plusieurs directions, mais une canule aspiratrice poussée profondément en arrière arrive dans le foyer. Drainage et pansement antiseptiques.

Obs. xli (résumée). — Lésion en foyer de la circonvolution de Broca. — Abcès.

(WILLIAM MAC EWEN. — Congrès de l'Association britannique, août 1888.)

Une cicatrice sur le front indiquait l'endroit où un traumatisme avait porté. Si cette cicatrice avait été prise comme indice de la localisation du mal, et si une opération avait été faite à cet endroit, on n'aurait pas trouvé d'abcès. Pendant que Mac Ewen examinait le malade, un accès épileptiforme apparut dans le côté droit, et envahit peu à peu tout le corps en amenant la perte de la connaissance. Quand l'accès eut cessé, on constata une hémiplégie droite complète avec aphasie, pendant deux heures. Ces symptômes indiquaient un abcès dans le voisinage immédiat de la circonvolution de Broca.

Il était évident que la partie inférieure de la troisième circonvolution frontale ne pouvait être lésée dans sa totalité, autrement l'aphasie aurait persisté plus longtemps, et il était probable que la région de Broca n'avait été affectée que par l'extension de la zone inflammatoire qui entourait l'abcès. Mac Ewen proposa d'ouvrir l'abcès du cerveau, mais les confrères appelés en consultation étaient d'un avis contraire;

ce qui décida les parents du malade à refuser l'opération malgré les instances de Mac Ewen, et sa déclaration formelle qu'il prenait sur lui toute la responsabilité de l'intervention chirurgicale et ses suites. Pour bien démontrer l'exactitude de son diagnostic et le bien-fondé de l'intervention projetée, Mac Ewen fit sur le cadavre l'opération qu'on lui avait refusée sur le vivant. Il trépana le crâne, mit à nu la troisième circonvolution frontale, et quand il eut enfoncé le bistouri à la profondeur d'environ un centimètre, une grande quantité de pus s'écoula immédiatement. L'abcès, du volume d'un œuf de pigeon, se trouvait dans la substance blanche de la partie inférieure des deuxième et troisième circonvolutions frontales. La zone de congestion s'étendait depuis la corne antérieure du ventricule latéral, jusqu'à la substance corticale de la partie inférieure de la seconde, mais surtout de la troisième circonvolution frontale gauche.

Réflexions. — Nous avons tenu à rapporter cette opération, bien que la trépanation n'ait pas été faite. Elle est intéressante à un double point de vue : 1° par ce fait que l'abcès s'était formé à une certaine distance du point où avait porté le traumatisme antérieur, point qui était encore indiqué par la cicatrice; et 2° aussi parce que, grâce à la connaissance des localisations cérébrales, W. Mac Ewen avait pu faire un diagnostic très précis du siège de la lésion, ainsi que le montra l'autopsie.

C. — Modifications de structure

Obs. XLII (résumée). — Coup porté sur la tête dans la moitié inférieure du pariétal gauche. — Méningo-encéphalite consécutive, chronique. — Mort. — Foyer de ramollissement.

Ad. Buffet, *Bulletin de la Société des Sciences Médicales,* du Luxembourg 1886.

Quatre ou cinq mois après le traumatisme, apparurent des convulsions commençant par une aura partant de la région pariétale gauche et débutant par le côté droit de la face, se propageant ensuite au bras et à la jambe du même côté.

Successivement apparurent dè la parésie motrice de la langue, de l'aphasie amnésique, de la dysarthrie.

Autopsie.— Foyer de ramollissement de l'écorce cérébrale au niveau des deux circonvolutions ascendantes, du pied de la troisième frontale et d'une partie de la deuxième, du côté gauche, ramollissement empiétant sur les faisceaux des fibres qui se rendent à l'insula. Coloration orangée des substances grise et blanche, indurées et faibles.

Obs. XLIII. — **Fracture du pariétal droit; troubles trophiques et moteurs. — Trépanation neuf ans après l'accident. — Etat stationnaire.**

(Anis. — Association française pour l'avancement des sciences, session de Pau, 21 septembre 1892, in *Sem. med.*, 5 octobre 1892).

Une fillette ayant fait une chûte d'un deuxième étage à l'âge de 3 ans 1/2, il en résulta une fracture du pariétal droit avec paralysie consécutive du côté gauche, suivie de troubles trophiques portant simultanément sur les systèmes nerveux, musculaire, cutané et vasculaire. Voici le résumé de cette observation :

L'arrêt de développement du squelette s'étend à tout le côté gauche, y compris la moitié gauche du thorax où l'arc costal est diminué.

Les troubles trophiques du système musculaire prédominent vers les extrémités des membres, et les altérations tégumentaires sont surtout caractérisées à la partie postérieure du bras.

Les troubles du côté des membres varient d'intensité selon les segments considérés; à la racine des membres il n'y a que la parésie, tandis qu'à la périphérie, la paralysie est complète pour les extenseurs des doigts, presque complète pour les fléchisseurs où une ébauche du mouvement volontaire n'a lieu qu'en vertu d'un mouvement associé du côté sain.

Le début des contractures remonte à six ans après l'accident; elles portent sur les fléchisseurs pour le membre supérieur, et sur les extenseurs pour la jambe et le pied. L'apparition d'une déviation conjuguée de la face et des yeux à droite est contemporaine de la période de contracture, comme si l'extension des lésions au pli courbe et au cordon latéral avait eu la même chronologie.

L'intégrité relative des facultés psychiques fait contraste avec l'intensité des troubles trophiques et moteurs.

La trépanation a permis de constater *de visu* le siège et l'étendue des lésions : il y avait une excavation considérable creusée en quelque sorte dans la masse cérébrale par le fait d'une nécrobiose de la région cortico-motrice droite. La compression qu'a déterminé la nécrobiose était produite par les ostéophytes à stratifications osseuses superposées et convergeant vers la cavité cranienne.

4° CORPS ÉTRANGERS

Obs. XLIV. — **Corps étranger de l'encéphale. — Tolérance pendant dix ans. — Phénomènes douloureux au niveau de la cicatrice. — Hémiplégie du côté opposé. — Trépanation. — Guérison.**

(DUPUYTREN, cité par St.Laugier. — *In Dict. med.etChir. pratiques*, tome XIII, p.50)

Dupuytren fit l'application du trépan dans les conditions suivantes : Un jeune homme, vers 1824, avait reçu sur le sommet de la tête un coup de couteau ; l'instrument s'était rompu après avoir perforé le crâne, et la pointe y était restée : le blessé guérit, mais au bout de dix ans la blessure étant devenue douloureuse, Dupuytren, à l'Hôtel-Dieu, reconnut que la cicatrice était soulevée par un corps dur. Une ouverture fut faite, et la pointe du couteau avec la portion d'os dans laquelle elle était enclavée fut enlevée à l'aide du trépan. C'est alors que les accidents ayant persisté et l'hémiplégie du côté opposé étant survenue, la dure-mère fut incisée, et enfin le cerveau lui-même qui contenait un abcès profond ; le malade fut sauvé. »

**Obs. xlv (résumée). — Corps étranger toléré pendant quatre ans. —
Méningite. — Mort.**

(P. Berger. — In Thèse de Tellier).

Une fille publique reçut un coup de revolver à la tête ; la balle se
perdit dans le crâne. Après quelques symptômes passagers d'hémiplégie ; la fille guérit, et pendant quatre ans, elle jouit d'une santé parfaite. Tout à coup, accidents de méningite qui l'emportent en quelques
jours.

A l'autopsie, on trouva la balle enkystée sous la dure-mère, et à
peine quelques rougeurs dans les méninges.

5° TUMEURS

1° KYSTES

**Obs. xlvi (résumée). — Traumatisme ancien. — Attaques épilepti-
formes. — Paresie du bras droit et de la face. — Ablation d'un
kyste et d'une portion de substance cérébrale. — Amélioration.**

(Horsley. — *Bret. med. journ.*, 1887, p. 863).

W. G..., 24 ans, a eu un ancien traumatisme du crâne, et depuis
des convulsions épileptiformes se sont montrées, apparaissant par
série, toutes les trois semaines au moins et accompagnées d'une légère
paralysie du bras du côté droit et de la face.

On suppose que la fracture a aussi intéressé le cerveau et qu'il existe
une cicatrice irritant la région des centres.

Trépanation, 13 juillet 1886, sur le point lésé qui coïncide avec la
région des centres. On enlève un fragment de la table interne, un petit
kyste traumatique, et la substance cérébrale voisine sur une épaisseur
de 5 à 8 millimètres.

Pansement phéniqué et drain pendant deux jours. Depuis, il n'y a eu que trois petites attaques ; l'état mental, très affaibli, s'est amélioré. Les maux de tête ont disparu. La paralysie elle-même s'est un peu améliorée.

1º KYSTES

Obs. XLVII (résumée). — **Traumatisme ancien. — Paralysie partielle. — Epilepsie Jacksonienne. — Trépanation. — Kystes. — Pas d'amélioration durable.**

(LANGENBECK. — Berlin, *Klin. Wochenschrift* 1889, nº 13)

Vers l'âge de trois ans, une fillette fut prise, à la suite d'une chute hors de son lit, de convulsions localisées à la moitié gauche de la face et aux extrémités du même côté. Ces accidents ne prirent fin qu'au bout de plusieurs mois.

A l'âge de cinq ans et demi, les mêmes convulsions réapparurent et, à partir de ce moment, elles se répétèrent régulièrement toutes les six ou huit semaines, en présentant nettement tous les caractères de l'épilepsie corticale. Du côté de la jambe gauche, il existait une paralysie des muscles du péroné.

Il fut impossible de trouver aucune trace de traumatisme à la surface du crâne. Les réflexes tendineux et la sensibilité ne présentaient rien d'anormal. La supposition la plus vraisemblable fut qu'il s'agissait d'une lésion siégeant sur un point de la zone corticale motrice, et à droite, dans le voisinage de la scissure de Rolando.

C'est en ce point que fut appliquée la couronne de trépan. Après l'incision de la dure-mère, on trouva dans le tissu de la pie-mère un kyste qui avait les dimensions d'une noisette et qui exerçait une certaine compression sur l'écorce cérébrale sous-jacente. Le tissu cérébral ne présenta aucune autre altération.

La cicatrisation de la plaie se fit rapidement sans aucun accident. Durant seize semaines, il ne survint plus aucun accès convulsif, mais peu à peu l'épilepsie primitive reparut et bientôt les accès se répétèrent plusieurs fois par jour.

Obs. XLVIII. — Traumatisme ancien. — Arrêt de développement des membres du côté droit. — Troubles moteurs. — Kyste du cerveau. — Trépanation. — Guérison.

(A. FELKIN. — In Thèse Decressac, p. 153)

Jeune fille de 17 ans. Dans son enfance, traumatisme de la tête, à la suite duquel le bras et la jambe droits ont subi un arrêt de développement. Il existe une légère dépression cranienne au niveau de la zone motrice gauche. Opération par Hare. Deux couronnes de trépan sont appliquées sur un ancien cal de fracture et mettent à découvert un kyste qui comprimait le cerveau sans que la dure-mère fut malade. Guérison de la plaie par première intention.

Le point intéressant est l'amélioration qui se produit au point de vue de la motilité. Pour la première fois, l'enfant put faire mouvoir l'avant-bras.

Obs. XLIX. — Traumatisme ancien sur le pariétal droit. — Parésie, puis paralysie du côté gauche — Trépanation. — Adhérences de la dure-mère et de la pie-mère. — Hématocyste de la dure-mère. — Guérison.

(WINKLER et GULDENARM. — Contribution à la chirurgie de l'encéphale, *Ned Tijdchr V. Geneesk (in La Clinique*, de Bruxelles, 28 janvier 1892)

Soldat, 26 ans, qui en mai 1890 fit une chute de cheval et reçut un coup de pied sur le crâne : pas de syncope, mais maux de tête et vertige ; bosse sanguine sur le pariétal droit ; bientôt après, parésie de la jambe gauche. Depuis janvier 1891 paralysie totale de tout le côté gauche ; diminution du champ visuel et du champ de l'ouïe. Diplopie. Visus : 1/3. Paralysie de convergence. Point douloureux sur l'os pariétal droit (par pression) vis-à-vis le tiers supérieur de la circonvolution antérieure centrale.

Trépanation (5 mai 1891). — Ligature d'un hématocyste dans la dure-mère cranienne, en communication avec le sinus longitudinal supérieur. Les adhérences entre la dure-mère et la pie-mère sont enlevées ainsi que les corpuscules de Pacchioni.

Tout de suite, amélioration des symptômes morbides. Après quatre semaines, il subsiste encore une petite diminution de force dans la jambe gauche, tandis que le bras gauche est parfaitement rétabli. Le champ opératoire et celui de l'ouïe sont presque normaux. Il n'y a plus de trace de la paralysie de convergence ou de diplopie, vue normale.

2º Gliome

Obs. L. (résumée). — **Traumatisme ancien. — Troubles moteurs. — Trépanation. — Ablation. — Mort.**

(Hugues BENNETT. — *Brit. med. Journ.*, mai 1885)

Un fermier, âgé de 25 ans, vint consulter l'auteur, en octobre 1884, pour une paralysie du bras gauche. D'une bonne santé jusqu'en 1885, il avait été frappé fortement à cette date par une pièce de bois qui lui aurait contusionné le côté gauche de la tête, il s'en était suivi une perte de connaissance de quelques instants.

Un an plus tard, il avait commencé à se plaindre de céphalalgie, de fourmillements de la face et de la langue du côté gauche. Bientôt étaient survenues des contractions spasmodiques de ce côté, puis des fourmillements du bras gauche, suivis d'un affaiblissement de la motilité de ce membre. Des sensations analogues commençaient à se faire sentir dans la jambe gauche.

Lors de l'examen, il avait une paralysie complète du bras, une légère parésie de la jambe gauche, une notable déviation de la langue. La vision était conservée, mais il existait une double névrite optique. Les réflexes tendineux étaient exagérés du côté malade. Enfin, il existait une céphalée habituelle et des vomissements accidentels.

Ces symptômes firent diagnostiquer une tumeur cérébrale corticale, localisée au voisinage ou au tiers moyen de la scissure de Rolando. En raison des douleurs intolérables du patient et de la marche progressive de la tumeur, une opération fut proposée.

Le 25 novembre, Godlec trépana le crâne et mit à nu, après incision de la dure-mère, la circonvolution pariétale ascendante. On trouva, au point soupçonné, un gliôme qui fut complètement enlevé au moyen de la curette de Volkmam. Une abondante hémorrhagie se produisit qui fut arrêté par le galvano-cautère ; la plaie fut suturée et pansée antiseptiquement. Quatre jours après, le malade était remarquablement bien. Les vomissements, la céphalée, les convulsions avaient cessé, l'intelligence était intacte, le pouls normal. Mais la plaie prit bientôt une odeur putride, et il se fit une hernie du cerveau qui devint graduellement de la grosseur d'une orange.

Malgré cela, l'état général restait satisfaisant. Au bout de vingt et un jours de cette situation le malade fut pris de frissons, de symptômes de méningite, et il mourut une semaine après le début de ces accidents. L'autopsie fit voir que la méningo-encéphalite était restée localisée au pourtour de la plaie cérébrale.

3° Fibrome.

Nous résumons ci-après une observation dans laquelle M. Keen trouva et enleva par la trépanation un volumineux fibrome de l'encéphale, développé à la suite d'un traumatisme du crâne. C'est là un cas extrêmement rare, car le fibrome ne figure que trois fois sur les 580 tumeurs intra-craniennes, rassemblées par Bernhart et Hale White (1)

---

(1) Hale White. — Guy's Hospital Reports, 3° série 1886.

Obs. LI (résumée). — Volumineuse tumeur du cerveau, probablement provoquée par un traumatisme survenu à l'âge de 3 ans; épilepsie et hémiplégie à 23 ans; ablation de la tumeur à 27 ans; hernie du cerveau; guérison de l'épilepsie.

(W. KEEN, Congrès de Washington 5 Septembre 1888, in American, *Journ. of the Medical Sciences*, Octobre et Novembre 1888. — Traduit in *Progrès Médical* du 5 Avril 1890).

T. D..., 27 ans, carrossier; rien dans ses antécédents héréditaires. A 3 ans, il tomba d'une hauteur de quelques pieds, sur la tête; perte de connaissance et état comateux pendant une heure; sa tête était enflée et couverte de bleus; pas de plaie, mais seulement une bosse sur le front qui mit longtemps à guérir. Pendant son enfance, T. D... fut considéré comme un peu borné, oublieux, et passa pour impulsif non querelleur. Violentes douleurs de tête; névralgie faciale; en février 1885, violents accès d'épilepsie et à la fin d'avril 1885, le bras droit fut paralysé, puis la jambe droite, puis le côté droit de la face.

La douleur névralgique était localisée au côté gauche de la tête, sur le sillon supra orbitaire, et s'étendait en arrière vers l'occiput, mais elle était surtout marquée sur le milieu du côté gauche de la tête, et en ce point on découvrait une petite cicatrice dont la pression augmentait la douleur. Paralysie de tout le côté droit de la face; sensibilité affaiblie; pupille droite dilatée et ne répondant pas à la lumière; pupille gauche normale. Aphasie motrice. Pouls à 60, irrégulier, pas de fièvre. Pas de syphilis.

Traitement : Iodure de potassium, arsenic, laxatifs. Disparition en juillet 1885; diminution de la paralysie dans le bras et la jambe; persistance de l'aphasie. Cécité à peu près complète avec retour soudain de la vue à plusieurs reprises. Diminution des accès d'épilepsie qui disparaissaient en novembre 1886. Etat mental très affaibli, mémoire intacte. — En 1887 : céphalalgie deux ou trois fois par semaine, d'une durée variant de demi-heure à plusieurs heures; disparition a peu près complète de la paralysie même à la face. Réapparition des accès épileptiformes, reflexe rotulien un peu diminué à droite; sensibilité tactile normale dans les deux mains. Dynamomètre. Main D., 30 kil. Main G., 35 kil.

Trépanation (15 décembre 1887). — Au niveau de la cicatrice, application de deux couronnes de trépan et agrandissement de l'ouverture avec un forceps rugine jusqu'à ce qu'elle mesurât 63 millimètres transversalement et 76 millimètres dans le sens antéro-postérieur. Dure-mère adhérente à la substance cérébrale, surtout au niveau de la cicatrice. Énucléation facile de la tumeur non adhérente au tissu cérébral. Hémorrhagie assez considérable arrêtée au moyen de douches d'eau chaude (48° à 49°). Pendant qu'on arrêtait l'hémorrhagie, la cavité occupée par la tumeur enlevée se combla de tissu cérébral jusqu'à moitié environ. Drain fenêtré de gutta-percha. Pansement antiseptique compressif. Durée de l'opération : deux heures.

Suites. — Aphasie et parésie de la face, du bras et de la jambe du côté droit; hernie du cerveau, puis tout rentra dans l'ordre. Écoulement de liquide cérébro-spinal pendant cinq semaines. fièvre, diarrhée fétide. Le 42e jour, la paralysie et l'aphasie avaient complètement disparu; 31 greffes cutanées, prises sur le bras. furent faites sur la hernie qui n'avait guère de tendance à la cicatrisation.

Le 61e jour, la cicatrisation fut complète et la hernie se trouva de niveau avec les os du crâne, lorsque subitement, le 65e jour, elle s'affaissa dans la cavité crânienne.

Le malade rentra chez lui le 8 mars complètement guéri et ayant l'intelligence plus nette qu'avant l'opération. Il a eu un accès léger d'épilepsie, le 19 avril, pendant son déjeuner, et depuis cette époque sa santé est restée parfaite.

Description de la tumeur. — Poids, 96 gr. 44 : dimensions, 73 millimètres sur 63 millimètres et 44 millimètres d'épaisseur; 181 millimètres et 152 millimètres de circonférence dans les deux axes.

Intimement unie à la dure-mère, surtout au niveau de la cicatrice, non adhérente au tissu cérébral; consistance dure, surface nodulée, sur une coupe couleur rose pâle.

Situation de la tumeur. — Elle atteignait presque en arrière le sillon de Rolando, en avant recouvrait les deux tiers postérieurs des deuxième et troisième circonvolutions frontales et la partie extérieure de la première; en bas, elle atteignait presque la scissure de Sylvius.

Histologiquement. — Fibrome ayant une tendance à une disposition en faisceaux d'éléments fibreux. On voit un faisceau transversal de fibres ayant l'aspect translucide d'une générescence secondaire. La tumeur était ancienne et non de formation récente.

Réflexions. — W. Keen fait suivre son observation des réflexions suivantes :

« Malgré le développement énorme de la tumeur, aucune fonction ne fut complètement abolie ; il y eut bien de la paralysie de la face, du bras et de la jambe, de l'aphasie et des accès d'épilepsie, de la surdité de l'oreille gauche, de la cécité, mais la paralysie ne fut jamais complète, pas plus que l'aphasie, la surdité et la cécité, et les accès d'épilepsie au lieu d'augmenter de fréquence et d'intensité, avaient considérablement diminué.

» L'examen microscopique de la tumeur donna parfaitement raison de ces phénomènes et la *tumeur datait évidemment de la blessure survenue à l'âge de 3 ans;* elle avait grossi lentement jusqu'à 24 ans. Pendant 20 ans, elle n'avait donné aucun signe matériel de son existence, si ce n'est la paresse de l'intelligence, remplacée quelquefois par une désastreuse activité ; elle s'était presque développée en même temps que le cerveau, et « avait grandi » en même temps que lui. Le cerveau s'était, pour ainsi dire, accommodé avec l'intruse dans une assez grande partie de son ensemble ; ses centres corticaux et les ganglions de la base avaient dû être déplacés. La tumeur atteignait, en dernier lieu, le ventricule latéral et le comprima fortement. Ainsi peut s'expliquer l'abondant écoulement du liquide cérébro-spinal, qui se produisait en deux jets distincts, lorsque la compression disparut après l'ablation de la tumeur. La rapidité avec laquelle fut remplie la cavité produite par l'ablation de la tumeur est un fait à noter, ainsi que les bons résultats obtenus par la non intervention absolue sur la hernie du cerveau. Les accès de fièvre, la constipation, la diarrhée fétide, l'aphasie et la paralysie qui augmentèrent ou diminuèrent à différentes reprises, furent plutôt sous la dépendance de l'état général que sous celle d'une altération possible des milieux crâniens. Les réflexes présentèrent, après l'opération, des variabilités intéressantes, mais qui ne parurent jamais être soumises à des lois apparentes. » (Traduction par le Dr Rolland.)

VI

CONCLUSIONS

De l'analyse des observations rapportées dans ce travail, nous croyons pouvoir déduire les conclusions suivantes :

1° Les traumatismes du crâne peuvent produire à une époque variable et parfois très tardive des lésions nombreuses et de nature très variée, susceptibles de se manifester par des troubles moteurs, sensitifs, sensoriels ou intellectuels. Tous ces symptômes peuvent exister simultanément ;

2° Les troubles moteurs sont les plus fréquents, et ceux dont la pathogénie est la mieux établie. Ils sont ordinairement sous la dépendance des lésions anatomo-pathologiques palpables et accessibles à l'intervention chirurgicales ;

Ces lésions sont : 1° *osseuses* : esquilles, enfoncements, exostoses, hyperostoses, cals vicieux, pincement des méninges ; 2° *hémorrhagiques* ; 3° *inflamatoires* : méningo-encéphalite, abcès, etc, ; 4° *corps etrangers* ; 5° *tumeurs* ;

3° L'analyses des symptômes est de la plus haute importance, au point de vue de la précision du diagnostic et de l'intervention. Grâce à la valeur des données récemment

VI

CONCLUSIONS

De l'analyse des observations rapportées dans ce travail, nous croyons pouvoir déduire les conclusions suivantes :

1° Les traumatismes du crâne peuvent produire à une époque variable et parfois très tardive des lésions nombreuses et de nature très variée, susceptibles de se manifester par des troubles moteurs, sensitifs, sensoriels ou intellectuels. Tous ces symptômes peuvent exister simultanément ;

2° Les troubles moteurs sont les plus fréquents, et ceux dont la pathogénie est la mieux établie. Ils sont ordinairement sous la dépendance des lésions anatomo-pathologiques palpables et accessibles à l'intervention chirurgicales ;

Ces lésions sont : 1° osseuses : esquilles, enfoncements, exostoses, hyperostoses, cals vicieux, pincement des méninges ; 2° *hémorrhagiques* ; 3° *inflamatoires* : méningo-encéphalite, abcès, etc, ; 4° *corps étrangers* ; 5° *tumeurs* :

3° L'analyses des symptômes est de la plus haute importance, au point de vue de la précision du diagnostic et de l'intervention. Grâce à la valeur des données récemment acquises sur les localisations cérébrales motrices et sur la topographie cranio-cérébrale, il est permis de localiser exactement le siége de certaines lésions et de les atteindre directement par la trépanation ;

4° La trépanation, opération bénigne quand elle est pratiquée selon toutes les règles de l'antisepsie, est indiquée :

a. Quand les troubles moteurs survenus à la suite d'un traumatisme crânien sont symptomatiques d'une irrittation matérielle ou d'une destruction fonctionnelle des centres moteurs de l'écorce cérébrale et toutes les fois qu'il y a une corrélation bien nette entre une lésion crânienne extérieure (cicatrice, dépression, etc.) et les accidents convulsifs ou paralytiques.

b. Lorsqu'il est probable qu'il existe une relation entre les symptômes de traumatisme et la lésion, bien que ces divers phénomènes ne soient pas superposables d'après nos connaissances actuelles en localisations cérébrales et en crânio-topographie ;

c. Enfin, dans les cas douteux pour lesquels il est difficile de se prononcer sur la valeur sémiologique des symptômes;

Dans ces deux dernières catégories, la trépanation ne serait-elle qu'une *operation exploratrice*, est encore suffisament justifiée en égard à sa bénignité ;

5° Le point d'application de la courronne de trépan sera déterminé par les méthodes ordinaires d'après :

a. L'examen des signes de localisation ;

b. L'existence des cicatrices anciennes du cuir chevelu, de dépression du crâne, etc., en sachant toutefois qu'elles ne sont pas toujours en rapport avec les lésions intra-crânniennes ;

6° La boîte crânienne ouverte, la conduite du chirurgien sera guidée par le siège, la nature, l'étendue de la lésion ;

7° Le succès thérapeutique sera d'autant plus assuré que la trépanation sera plus rapprochée de l'apparition des phénomènes nerveux, que le malade sera plus jeune, etc, ; L'absence de ces conditions ne constitue pas une contre-indication ;

8° L'intervention chirurgicale n'est contre-indiquée que dans le cas où il existe des contractures secondaires et permanentes, indices de dégénérescences secondaires ;

9° Enfin les résultats obtenus par cette opération scientifique et rationnelle dans les troubles moteurs (paralysies et épilepsie partielle puis généralisée) consécutifs aux traumatismes anciens du crâne sont assez satisfaisants pour qu'ils puissent engager les chirurgiens dans cette voie.

TABLE DES MATIÈRES

Bordeaux. — Imp. du Midi. 91, rue Porte-Dijeaux.